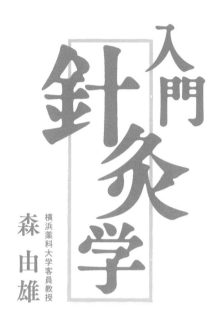

入門
針灸学

横浜薬科大学客員教授
森 由雄

源草社

入門針灸学

森 由雄

私が処置し、神が、これを癒し賜う
Je le pansai, Dieu le guérit.

アンブロワーズ・パレ
Ambroise Paré（1510−1590）

はじめに

　循環器内科医として病院勤務時代、同僚医師の中に、手術を勧められる程の腰痛に苦しんだ人がいた。その医師は、手術は受けないで、針治療だけでほぼ完治した。私はたいへん驚き、針灸の効果を目の当たりにした。

　それ以来針灸学に興味を持ち、多くの医師、針灸師に習い、針灸学校のセミナーなどで数人の中国人医師の指導を受けた。特に、1992年より約3年間にわたって、北京中医薬大学の張吉教授、張国瑞教授、耿恩広教授に針灸学の基本と臨床を学び、以来多くの患者の治療を行ってきた。本書は、多くの先生から受けた講義のノートや自分の経験を基にしている。

　孫思邈の金言「いやしくも薬を知って灸を知らなければ、治療のすべてを尽くすに足らず、灸を知って針を知らなければ、身体表裏の変を極めるに足るものとは言えず、もしよく両者をかねれば、聖賢の奥義を得たよき名医であると言える」(千金要方・序文) と、浅田宗伯の「針灸は補治の要術である」という言葉を支えに、今日まで漢方とともに針灸学を学び実践してきた。

　本書は専門の針灸師以外の方、特に医師を意識して著した針灸学入門の本である。医師が針灸学の知識を身につけることによる患者に対する利益は計り知れないものがある。自分自身の病気から自分の家族、患者にいたるまで、多くの疾患のいくつかは、針灸で簡単に治ってしまうことがある。

　針灸学の勉強法の要点は、膨大な内容から重要な事柄 (少ない基本的な知識) を選択し理解し暗記すること、そして実際に臨床の場で応用してみることである。

14本の経絡というものがあり、気と血が流れていると考えられている。経絡を無理に信じる必要はないが、「穴（つぼ）」というものは確かに存在し、「穴」に針や灸をすることによって、様々な病気を治療することができることは、真実である。

例を挙げれば、夜間、大人（隣人）が涙を流す程の歯痛を訴えて、拙宅に来たことがある。合谷に一本針を刺すだけで激痛が改善してたいへん感謝されたことがある。また、喘息薬にアレルギーがあって薬を使えない気管支喘息発作の患者に肺兪、定喘に針をして、直ちに喘息発作を止めたことが複数回ある。もちろん、通常の気管支喘息発作の患者に対しても同様の穴で治療したこともしばしば経験がある。また、張吉先生に顔面神経麻痺（ベル麻痺、ラムゼーハント症候群）の治療を教示していただいてから多数の治験例を経験し、ほぼ全例治癒、またはそれに近い状態までの治療成績を得た。そのような患者が、また多くの難病患者を紹介してくれた。最近では、複数例の外転神経麻痺の治療を経験した。

医療者の使命は病人の苦痛、苦悩を取り除くことであり、様々な難病に対して、現代医学、漢方、針灸など持てる治療手段を総動員して治療すべきである。

本稿の中に記載された穴の内、重要穴を中心に読んでいくとよい。これらの穴をマスターすれば、通常の治療には十分に役に立つと思われる。

2020年6月、泥亀書屋にて

森　由雄

4

凡　例

1. 穴は名称の後に、国際標準化記号を付した。

   例えば「長強（ちょうきょう）GV1」のように GV1 と記載した。次に、重要な穴については「重要穴」と記してある。

2. 穴の記載は、〔位置〕、〔主治〕、〔操作〕、〔症例〕を記した。

   〔位置〕は、2006 年に WHO / WPRO 世界保健機関 / 西太平洋地域事務局により制定された経穴の標準部位を用いた。

   〔主治〕、〔操作〕、〔症例〕については入門者に必要なものを簡潔に記した。

   図は、筆者が新たに作製した図を付した。

目　　次

はじめに　*3*

凡　　例　*5*

I　総　　論　　　　　　　　　　　　　　*11*

1. 経絡について　*13*
2. 穴の定め方　*13*
　　（1）体表解剖表示定位法　*13*
　　（2）骨度定位法　*13*
　　（3）指寸定位法　*15*
　　　　　　a. 中指同身寸　*15*　　b. 母指同身寸　*15*　　c. 横指同身寸　*15*
3. 針を刺す角度　*16*
4. 針灸の道具について　*16*

II　腧穴 ── 穴の解説　　　　　　　　*17*

[1] 督脈　*19*

長強　*19*	腰兪　*19*	腰陽関　*19*	命門　*19*	懸枢　*20*
脊中　*20*	中枢　*20*	筋縮　*20*	至陽　*21*	霊台　*21*
神道　*21*	身柱　*21*	陶道　*21*	大椎　*22*	瘂門　*22*
風府　*23*	脳戸　*23*	強間　*23*	後頂　*24*	百会　*24*
前頂　*25*	顖会　*25*	上星　*25*	神庭　*26*	素膠　*26*
水溝　*26*	兌端　*27*	齦交　*27*		

[2] 任脈　29

会陰　29	曲骨　29	中極　29	関元　30	石門　30
気海　30	陰交　31	神闕　31	水分　32	下脘　32
建里　32	中脘　32	上脘　33	巨闕　33	鳩尾　33
中庭　33	膻中　34	玉堂　34	紫宮　34	華蓋　35
璇璣　35	天突　35	廉泉　35	承漿　35	

[3] 手の太陰肺経　37

中府　37	雲門　37	天府　38	侠白　38	尺沢　38
孔最　38	列欠　38	経渠　39	太淵　39	魚際　40
少商　40				

[4] 手の陽明大腸経　41

商陽　41	二間　41	三間　42	合谷　42	陽渓　42
偏歴　42	温溜　42	下廉　43	上廉　43	手三里　43
曲池　43	肘髎　44	手五里　44	臂臑　44	肩髃　45
巨骨　45	天鼎　46	扶突　46	禾髎　46	迎香　47

[5] 足の陽明胃経　49

承泣　49	四白　49	巨髎　50	地倉　50	大迎　50
頬車　50	下関　51	頭維　51	人迎　51	水突　51
気舎　52	欠盆　52	気戸　52	庫房　53	屋翳　53
膺窓　53	乳中　54	乳根　54	不容　54	承満　54
梁門　55	関門　55	太乙　55	滑肉門　55	天枢　55
外陵　55	大巨　56	水道　56	帰来　56	気衝　57
髀関　57	伏兎　57	陰市　58	梁丘　58	犢鼻　58
足三里　58	上巨虚　59	条口　59	下巨虚　59	豊隆　59
解渓　59	衝陽　60	陥谷　60	内庭　60	厲兌　61

[6] 足の太陰脾経　63

隠白　63	大都　63	太白　63	公孫　63	商丘　64
三陰交　64	漏谷　64	地機　65	陰陵泉　65	血海　65

箕門　66　　　衝門　66　　　府舎　66　　　腹結　66　　　大横　67

腹哀　67　　　食竇　67　　　天渓　67　　　胸郷　68　　　周栄　68

大包　70

[7]　手の少陰心経　69

極泉　69　　　青霊　69　　　少海　69　　　霊道　70　　　通里　70

陰郄　70　　　神門　71　　　少府　71　　　少衝　71

[8]　手の太陽小腸経　73

少沢　73　　　前谷　73　　　後渓　73　　　腕骨　74　　　陽谷　74

養老　74　　　支正　75　　　小海　75　　　肩貞　75　　　臑兪　75

天宗　76　　　秉風　76　　　曲垣　76　　　肩外兪　77　　　肩中兪　77

天窓　77　　　天容　77　　　顴髎　78　　　聴宮　78

[9]　足の太陽膀胱経　79

晴明　79　　　攢竹　79　　　眉衝　79　　　曲差　80　　　五処　80

承光　80　　　通天　81　　　絡却　81　　　玉枕　81　　　天柱　81

大杼　82　　　風門　82　　　肺兪　82　　　厥陰兪　82　　　心兪　82

督兪　83　　　膈兪　83　　　肝兪　83　　　胆兪　84　　　脾兪　84

胃兪　84　　　三焦兪　84　　　腎兪　84　　　気海兪　85　　　大腸兪　85

関元兪　85　　　小腸兪　85　　　膀胱兪　85　　　中膂兪　86　　　白環兪　86

上髎　86　　　次髎　86　　　中髎　86　　　下髎　87　　　会陽　87

承扶　87　　　殷門　87　　　浮郄　88　　　委陽　88　　　委中　88

附分　88　　　魄戸　88　　　膏肓　88　　　神堂　89　　　譩譆　89

膈関　89　　　魂門　90　　　陽綱　90　　　意舎　90　　　胃倉　90

肓門　90　　　志室　90　　　胞肓　91　　　秩辺　91　　　合陽　91

承筋　91　　　承山　91　　　飛揚　91　　　附陽　92　　　崑崙　92

僕参　92　　　申脈　92　　　金門　93　　　京骨　93　　　束骨　93

足通谷　93　　　至陰　93

[10]　足の少陰腎経　95

湧泉　95　　　然谷　95　　　太渓　95　　　大鍾　96　　　水泉　96

照海 *96*　　復溜 *96*　　交信 *96*　　築賓 *97*　　陰谷 *97*

横骨 *97*　　大赫 *98*　　気穴 *98*　　四満 *98*　　中注 *98*

盲兪 *99*　　商曲 *99*　　石関 *99*　　陰都 *100*　　腹通谷 *100*

幽門 *100*　　歩廊 *100*　　神封 *100*　　霊墟 *100*　　神蔵 *101*

或中 *101*　　兪府 *101*

[11] 手の厥陰心包経 *103*

天池 *103*　　天泉 *103*　　曲沢 *103*　　郄門 *104*　　間使 *104*

内関 *104*　　大陵 *105*　　労宮 *105*　　中衝 *105*

[12] 手の少陽三焦経 *107*

関衝 *107*　　液門 *107*　　中渚 *107*　　陽池 *108*　　外関 *108*

支溝 *108*　　会宗 *108*　　三陽絡 *109*　　四瀆 *109*　　天井 *109*

清冷淵 *109*　　消濼 *110*　　臑会 *110*　　肩髎 *110*　　天髎 *110*

天牖 *110*　　翳風 *110*　　瘈脈 *111*　　顱息 *111*　　角孫 *111*

耳門 *112*　　和髎 *112*　　糸竹空 *112*

[13] 足の少陽胆経 *113*

瞳子髎 *113*　　聴会 *113*　　上関 *113*　　頷厭 *113*　　懸顱 *113*

懸釐 *114*　　曲鬢 *114*　　率谷 *114*　　天衝 *114*　　浮白 *115*

頭竅陰 *115*　　完骨 *115*　　本神 *116*　　陽白 *116*　　頭臨泣 *116*

目窓 *116*　　正営 *117*　　承霊 *117*　　脳空 *117*　　風池 *117*

肩井 *117*　　淵腋 *118*　　輒筋 *118*　　日月 *118*　　京門 *118*

帯脈 *119*　　五枢 *119*　　維道 *119*　　居髎 *119*　　環跳 *120*

風市 *120*　　中瀆 *121*　　膝陽関 *121*　　陽陵泉 *121*　　陽交 *122*

外丘 *122*　　光明 *122*　　陽輔 *122*　　懸鍾 *123*　　丘墟 *123*

足臨泣 *123*　　地五会 *123*　　侠渓 *123*　　足竅陰 *124*

[14] 足の厥陰肝経 *125*

大敦 *125*　　行間 *125*　　太衝 *126*　　中封 *126*　　蠡溝 *126*

中都 *127*　　膝関 *127*　　曲泉 *127*　　陰包 *127*　　足五里 *128*

陰廉 *128*　　急脈 *128*　　章門 *129*　　期門 *129*

1.　顔面神経麻痺　*134*

2.　三叉神経痛　*135*

3.　外転神経麻痺　*136*

4.　腰痛症　*137*

5.　肩関節周囲炎　*138*

6.　変形性膝関節症　*140*

7.　耳鳴り　*141*

8.　めまい　*142*

9.　胃痛　*143*

10.　下痢　*144*

11.　便秘　*145*

12.　アトピー性皮膚炎（湿疹）　*146*

13.　蕁麻疹　*147*

14.　帯状疱疹　*148*

15.　感冒　*149*

16.　気管支喘息　*150*

17.　不眠症　*152*

18.　勃起不全　*153*

参考文献　*154*
穴名索引　*156*

I　総論

1. 経絡について

　東洋医学の世界では、人体には経絡という血管のようなネットワークが存在していると考える。経絡は半身に 12 本あり、身体の前面正中を走る任脈と、身体の後面正中を走る督脈があり、合計 14 本の経絡を想定し、臓腑と関連を有している。

　主要な穴は、この 14 本の経絡の上に存在しており、穴を刺激することにより、関連する臓腑の治療が可能であるとしている。14 本の経絡は、督脈、任脈、手の太陰肺経、手の陽明大腸経、足の陽明胃経、足の太陰脾経、手の少陰心経、手の太陽小腸経、足の太陽膀胱経、足の少陰腎経、手の厥陰心包経、手の少陽三焦経、足の少陽胆経、足の厥陰肝経である。

　例えば、手の太陰肺経の穴は、肺の病気を治療することができる。

2. 穴の定め方

　次の 3 つがある。

（1）体表解剖表示定位法
　身体の表面の目標を基に穴の位置を確定する方法である。眉の内則にある攢竹、眉の外側の糸竹空、鼻の尖端の素髎（図 1）、臍の中央の神闕、腓骨頭の前下方にある陽陵泉などがある。

（2）骨度定位法
　骨の長さや関節間の距離を基準にし

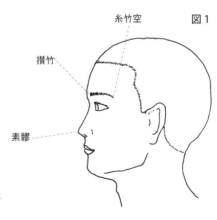

図 1

糸竹空

攢竹

素髎

て長さを定める方法である。例えば、肘横紋から手関節掌側横紋までの長さ
を 12 寸と定める方法である (図2)。恥骨結合上縁から臍までの長さを 5 寸、
胸骨剣状突起接合部から臍までを 8 寸 (図3)、大転子から膝窩横紋までを
19 寸、膝窩横紋から外果尖端を 16 寸などと定める (図4)。正中から肩甲骨
内側までは 3 寸である (図5)。

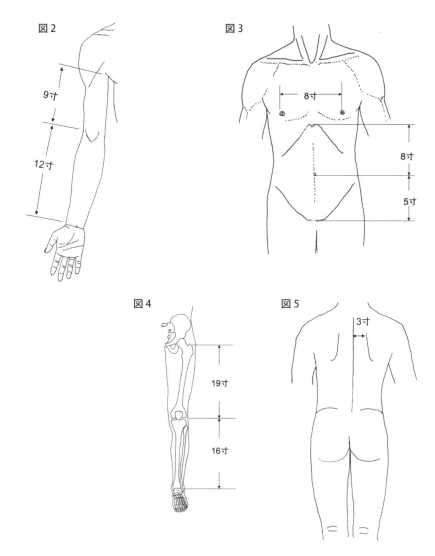

（3）指寸定位法

患者本人の手指の長さを基準にして穴を定める方法である。

a. 中指同身寸

　手の中指の中節骨の両端にできる横紋の間の距離を一寸とする（図6）。

b. 母指同身寸

　母指の中節末節関節の横紋を一寸とする（図7）。

c. 横指同身寸

　手の第2指から第5指までの幅を3寸とする（図8）。

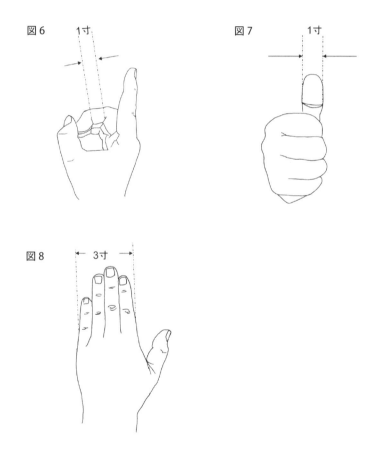

図6　1寸

図7　1寸

図8　3寸

3. 針を刺す角度 (図9)

　針を刺す角度を表す言葉として直刺、斜刺、平刺があるが、意味は以下の如くである (図9)。

　　直刺は、皮膚に対して 90°の角度で刺す。

　　斜刺は、皮膚に対して 30°～ 60°の角度で刺す。

　　平刺は、皮膚に対して 10°～ 20°の角度で刺す。

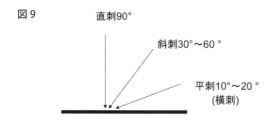

図9　　　　　　　直刺90°

斜刺30°～60 °

平刺10°～20 °
(横刺)

4. 針灸の道具について

　針は、通常長さ 30㎜ (1 寸)、直径 0.20㎜のサイズのディスポ針を用いる。その他、1.3 寸、2 寸なども用意しておくと役立つ。皮内針 (商品名パイオネックスなど) や灸 (商品名カマヤミニ) なども用意するとよいであろう。三稜針 (瀉血、出血に用いる) は使用しないで、ディスポの 18G の注射針で代用する。

　針灸の道具は、インターネットの通信販売で針灸用具の問屋から入手可能である。学会の展示場で、サンプルやパンフレットを入手することもできる。

II 腧穴 —穴の解説

［1］ 督脈 (とくみゃく)

　督脈は、身体の正中線上で、尾骨仙骨部から背部、頭部顔面、口上部に分布する。穴の存在する部位の疾患、神経系の疾患に応用される。

1 長強 (ちょうきょう) GV1 ＊重要穴 (図10)
〔位置〕会陰部、尾骨の下方、尾骨端と肛門の中央。伏臥位か膝胸位で、尾骨下端と肛門との間に取る。
〔主治〕脱肛、痔疾患
〔操作〕直刺0.5寸から1寸。刺し方は、仙骨と平行に、上方向に針を刺す。直腸に刺してはならない。灸は禁忌。小児は指圧を用いて、長強を刺激する。

2 腰兪 (ようゆ) GV2 ＊重要穴 (図10)
〔位置〕仙骨部、後正中線上、仙骨裂孔。殿裂の直上の陥凹部。
〔主治〕腰痛、痔疾患
〔操作〕針先を上に向けて0.5寸から1寸斜刺。

3 腰陽関 (こしょうかん) GV3 ＊重要穴 (図10)
〔位置〕腰部、後正中線上、第4腰椎棘突起下方の陥凹部。第4・第5腰椎棘突起間に取る。ヤコビー線と脊柱との交点が第4腰椎棘突起である。
〔主治〕腰痛、勃起不全、月経不順
〔操作〕直刺0.5寸から1寸。灸も可。針が使えない時はマッサージでもよい。

4 命門 (めいもん) GV4 ＊重要穴 (図10)
〔位置〕腰部、後正中線上、第2腰椎棘突起下方の陥凹部。左右の第12肋骨先端を結ぶ線と脊柱の交点が第2腰椎棘突起。命門は、腎兪 (足太陽膀胱経) と同じ高さにあり、腎の病気と密接な関連を有する。
〔主治〕腰痛、勃起不全、頻尿
〔操作〕直刺0.3寸から0.5寸。灸も可。

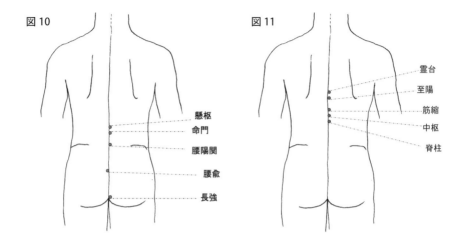

図10　　　　　　　　　　図11

懸枢
命門
腰陽関
腰兪
長強

霊台
至陽
筋縮
中枢
脊柱

5　懸枢 (けんすう)　GV5　(図10)
〔位置〕腰部、後正中線上、第1腰椎棘突起下方の陥凹部。
〔主治〕腰痛
〔操作〕直刺0.5寸から1寸。灸も可。

6　脊中 (せきちゅう)　GV6　(図11)
〔位置〕上背部、後正中線上、第11胸椎棘突起下方の陥凹部。
〔主治〕下痢、痔疾患
〔操作〕直刺0.5寸から1寸。灸も可。

7　中枢 (ちゅうすう)　GV7　(図11)
〔位置〕上背部、後正中線上、第10胸椎棘突起下方の陥凹部。左右の肩甲骨下角を結ぶ線と脊柱との交点が第7胸椎棘突起であり、これを参考にする。
〔主治〕腰痛、嘔吐
〔操作〕直刺0.5寸から1寸。灸も可。

8　筋縮 (きんしゅく)　GV8　(図11)
〔位置〕上背部、後正中線上、第9胸椎棘突起下方の陥凹部。第7胸椎棘突

起の位置から参考にする。

〔主治〕背中の筋肉の強張り

〔操作〕直刺0.5寸から1寸。灸も可。

9 　至陽 （しょう）　GV9　＊重要穴 （図11）

〔位置〕上背部、後正中線上、第7胸椎棘突起下方の陥凹部。左右の肩甲骨下角を結ぶ線と脊柱との交点が第7胸椎棘突起である。

〔主治〕腰痛

〔操作〕斜刺0.5寸から1.0寸。灸も可。

10 　霊台 （れいだい）　GV10 （図11）

〔位置〕上背部、後正中線上、第6胸椎縁突起下方の陥凹部。

〔主治〕背部痛、気管支喘息

〔操作〕斜刺0.5寸から1.0寸。灸も可。

11 　神道 （しんどう）　GV11 （図12）

〔位置〕上背部、後正中線上、第5胸椎棘突起下方の陥凹部。

〔主治〕背部痛

〔操作〕斜刺0.5寸から1.0寸。灸も可。

12 　身柱 （しんちゅう）　GV12　＊重要穴 （図12）

〔位置〕上背部、後正中線上、第3胸椎棘突起下方の陥凹部。左右の肩甲棘内端を結ぶ線と脊柱との交点が第3胸椎幹突起である。

〔主治〕気管支喘息、咳嗽。身柱は、肺兪（足太陽膀胱経）と同じ高さに位置しており、肺兪と類似した作用を有する

〔操作〕斜刺0.5寸から1.0寸。灸も可。

13 　陶道 （とうどう）　GV13 （図12）

〔位置〕上背部、後正中線上、第1胸椎棘突起下方の陥凹部。第7頚椎棘突起を参考にする。

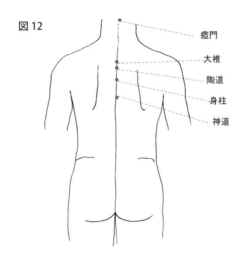

図12

瘂門
大椎
陶道
身柱
神道

〔主治〕悪寒、発熱。陶道は熱病によく用いられる。
〔操作〕直刺0.5寸から1.0寸。灸も可。

14　大椎 (だいつい)　GV14　＊重要穴 (図12)
〔位置〕後頚部、後正中線上、第7頚椎棘突起下方の陥凹部。
〔主治〕発熱、気管支喘息、蕁麻疹、てんかん
〔操作〕斜刺0.5寸から1.0寸。灸も可。針で刺し吸い玉を行う。
〔症例〕30歳の女性の感冒で、38度の発熱、口渇、咳がある患者に大椎に針をして後に吸い玉を行ったところ、すーっと気分が楽になり解熱した。(森由雄治験)

15　瘂門 (あもん)　GV15 (図12、13、14)
〔位置〕後頚部、後正中線上、第2頚椎棘突起上方の陥凹部。項窩のほぼ中央で後髪際の上方、風府の下方0.5寸に取る。
〔主治〕言語障害、頭痛
〔操作〕針先端を下顎の方向に向け0.5寸から1.0寸斜刺。灸はよくない。

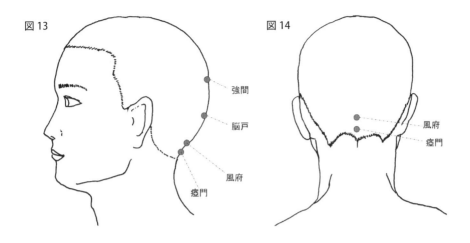

図13　　　　　　　　　　　　　　　図14

強間
脳戸
風府
瘂門

風府
瘂門

16　風府（ふうふ）GV16　＊重要穴（図13、14）

〔位置〕後頚部、後正中線上、外後頭隆起の直下、左右の僧帽筋間の陥凹部。頚部を軽く後屈させて僧帽筋の緊張を緩め、後髪際中央から後頭骨に向かってさすり上げた時、指が止まるところに取る。

〔主治〕頭痛、めまい、鼻閉

〔操作〕針先端を下顎の方向に向け0.5寸から1.0寸斜刺。灸はよくない。

〔症例〕嘉祐初め（1056年頃）、仁宗が寝疾（眠ってしまう病気）にかかった。薬は無効で、民間の医師を呼んで、始め針を用いた。後頭部（風府）に針したところ、仁宗は開眼して、頭が冴えていると言い、翌日体が良くなった。
（魏之琇『続名医類案』）

17　脳戸（のうと）GV17（図13）

〔位置〕頭部、外後頭隆起上方の陥凹部。

〔主治〕めまい、頭痛

〔操作〕平刺0.5寸から0.8寸。

18　強間（きょうかん）GV18（図13）

〔位置〕頭部、後正中線上、後髪際の上方4寸。脳戸の上方1寸5分。

〔主治〕めまい、頭痛

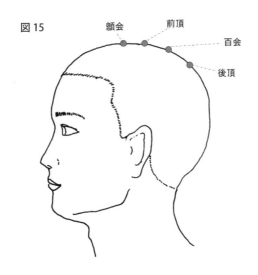

図15

顖会　前頂　百会　後頂

〔操作〕平刺 0.5 寸から 0.8 寸。

19　後頂（こうちょう）GV19（図15）

〔位置〕頭部、後正中線上、後髪際の上方 5.5 寸。百会の後方 1.5 寸。

〔主治〕めまい、頭痛

〔操作〕平刺 0.5 寸から 0.8 寸。

20　百会（ひゃくえ）GV20　＊重要穴（図15）

〔位置〕頭部、前正中線上、前髪際の後方 5 寸。両耳介を前に折り、その先端を結ぶ線の中点に取る。

〔主治〕めまい、頭痛、脱肛、脳血管障害。めまい（回転性でも、非回転性でも可）に対し、百会の針治療でしばしば治療した経験がある。

〔操作〕平刺 0.5 寸から 0.8 寸。

〔症例〕名医扁鵲が虢の太子の仮死状態を蘇生させた穴は百会である。また、唐の高宗の頭痛を、秦鳴鶴が、百会を刺し出血させて治療した。（高武『針灸聚英』）

〔症例〕王執中の母親が、慢性の病気で急に泣いたり、じっとしていることができない精神病にかかったが、百会に灸をして治癒した。王執中は、悲嘆

にくれる病気に逢うと必ず百会に灸をした。（王執中『針灸資生経』）

〔症例〕私（王執中）は昔、心気病になった。偶然『陰陽書』を見ると「人には急病を治す四つの穴がある。四百四病は皆これで治療できる。百会はその一つである。この穴に灸することにより心気病は治った。後に『灸経』をみるとこの穴は心煩驚悸、健忘、心力無きものを主る、とあった。（王執中『針灸資生経』）

〔症例〕滑伯仁は、胡元望の娘、生後六か月。下痢が持続していて止まらない。百会に灸をしたところ治癒した。（魏之琇『続名医類案』）

21　前頂 （ぜんちょう）　GV21　（図15）

〔位置〕頭部、前正中線上、前髪際の後方 3.5 寸。百会の前方 1 寸 5 分。

〔主治〕頭痛、めまい

〔操作〕平刺 0.3 寸から 0.5 寸。

22　顖会 （しんえ）　GV22　（図15）

〔位置〕頭部、前正中線上、前髪際の後方 2 寸。

〔主治〕頭痛、めまい

〔操作〕平刺 0.3 寸から 0.5 寸。

〔症例〕私（王執中）は少年の頃苦労した。壮年になって脳が冷え、深酒をすると、頭が割れるような痛みが生じた。顖会に灸すると、頭は冷えず、飲み過ぎても痛まなかった。（王執中『針灸資生経』）

〔症例〕ある人が長い間頭痛を患っていた。私が顖会に灸をするとすぐに治癒した。（王執中『針灸資生経』）

23　上星 （じょうせい）　GV23　（図16、17）

〔位置〕頭部、前正中線上、前髪際の後方 1 寸。

〔主治〕頭痛、めまい、鼻出血

〔操作〕平刺 0.3 寸から 0.5 寸。

〔症例〕王執中の母が急に鼻出血となった。普段服用している薬は無効である。『集効方』に口鼻から出血が止まらないのは脳衄と名付け、上星五十

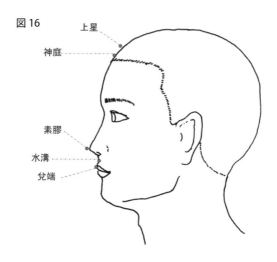

図16　上星　神庭　素膠　水溝　兌端

壮灸するとある。ただ頭部に多くのお灸をするのは疑念があり、七壮で止めた。翌日出血し、再度十四壮お灸して治癒した。鼻から常に膿血がある人に、顖会の灸を教えたところ治癒した。顖会、上星は鼻出血を治療できることを知った。（王執中『針灸資生経』）

24　神庭（しんてい）　GV24　**（図16、17）**
〔位置〕頭部、前正中線上、前髪際の後方0.5寸。前髪際がはっきりしない場合は、眉間の中央の上方3寸5分に取る。
〔主治〕頭痛、鼻炎、てんかん
〔操作〕平刺0.3寸から0.5寸。

25　素膠（そりょう）　GV25　**（図16）**
〔位置〕顔面部、鼻の尖端。
〔主治〕鼻炎、鼻出血、酒皶鼻
〔操作〕上に向けて斜刺0.3寸から0.5寸。

26　水溝（すいこう）　GV26　＊重要穴　**（図16）**
〔位置〕顔面部、人中溝の中点。別説として顔面部、人中溝の上から3分の1。

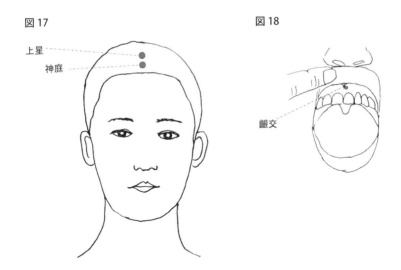

図17

上星
神庭

図18

齦交

〔主治〕意識障害、顔面神経麻痺、腰痛

〔操作〕上に向けて斜刺 0.3 寸から 0.5 寸。

〔症例〕ある小児が痙攣性疾患になり、五日間意識がなく薬を服用することができない。私（万全）は、足三里、合谷、水溝に針をしたこところ覚醒した。（魏之琇『続名医類案』）

27　兌端 （だたん）GV27 （図16）

〔位置〕顔面部、上唇結節の中点。

〔主治〕意識障害、顔面神経麻痺

〔操作〕斜刺 0.2 寸から 0.3 寸。

28　齦交 （ぎんこう）GV28 （図18）

〔位置〕顔面部、上歯齦、上唇小帯の接合部。上唇を上げ、上唇小帯と歯齦との移行部。

〔主治〕顔面神経麻痺、口臭

〔操作〕上に向けて斜刺 0.2 寸から 0.3 寸。

［2］任脈 (にんみゃく)

　任脈は、身体の正中線上で、会陰部から腹部、胸部、頚部、下顎部に分布する。泌尿器疾患、消化器疾患、呼吸器疾患、心疾患に応用される。

1　会陰 (えいん)　CV1　(図19)

〔位置〕会陰部、男性は陰嚢根部と肛門を結ぶ線の中点。女性は後陰唇交連と肛門を結ぶ線の中点。側臥位あるいは膝胸位で、肛門と性器の間。

〔主治〕排尿困難、痔疾患、子宮脱。この穴は通常使用しない。

〔操作〕直刺0.5から1寸。

〔症例〕ある貴族の妻が産後、急に倒れてしまった。急いでその母親を呼び、処置をした。母親は、会陰と三陰交に各数壮お灸をして回復した。母親は名医の娘であった。(王執中『針灸資生経』)

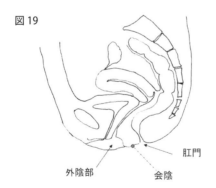

図19

外陰部　会陰　肛門

2　曲骨 (きょくこつ)　CV2　(図20)

〔位置〕下腹部、前正中線上、恥骨結合上縁。

〔主治〕尿閉、勃起不全、帯下

〔操作〕直刺0.5 ～ 0.8寸。灸は可。

3　中極 (ちゅうきょく)　CV3　＊重要穴　(図20)

〔位置〕下腹部、前正中線上、臍中央の下方4寸。神闕 (臍) から曲骨まで

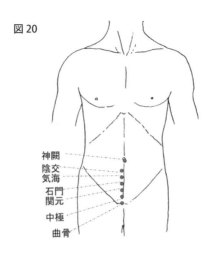

図 20

神闕
陰交
気海
石門
関元
中極
曲骨

の長さを 5 寸とし、神闕の下方 4 寸、曲骨の上方 1 寸。

〔主治〕不妊症、勃起不全、排尿困難

〔操作〕直刺 0.5 〜 0.8 寸。灸は可。

4　関元 (かんげん)　CV4　重要穴 (図 20)

〔位置〕下腹部、前正中線上、臍中央の下方 3 寸。

〔主治〕排尿困難、月経痛、虚証

〔操作〕直刺 0.5 〜 0.8 寸。灸は可。

〔症例〕一老人、腰脚が痛み、歩行することができない。関元に三百壮お灸
をして、更に金液丹を服用して以前のように強壮となった。(竇材『扁鵲心書』)

5　石門 (せきもん)　CV5 (図 20)

〔位置〕下腹部、前正中線上、臍中央の下方 2 寸。

〔主治〕排尿困難、下痢、浮腫

〔操作〕直刺 0.5 〜 0.8 寸。灸は可。

6　気海 (きかい)　CV5　＊重要穴 (図 20)

〔位置〕下腹部、前正中線上、臍中央の下方 1 寸 5 分。

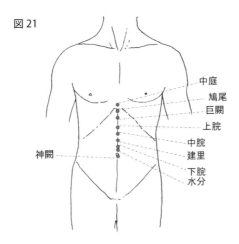

図21

中庭
鳩尾
巨闕
上脘
中脘
建里
下脘
水分

神闕

〔主治〕下痢、虚証
〔操作〕直刺 0.5 〜 0.8 寸。灸は可。
〔症例〕浦江の鄭義宗は下痢を患い意識障害となり目が上転し、尿失禁して発汗し、脈は大でこれは陰虚により、陽が急に絶えた状態である。病気になってから酒色により悪化したのであるとして、朱丹溪が気海に灸をするとしだいに蘇り、人参膏を數斤服して治癒した。(高武『針灸聚英』)

7　陰交 (いんこう) CV6 (図20)
〔位置〕下腹部、前正中線上、臍中央の下方 1 寸。
〔主治〕下痢、尿閉、子宮出血
〔操作〕直刺 0.5 〜 0.8 寸。灸は可。

8　神闕 (しんけつ) CV8　＊重要穴 (図20、21)
〔位置〕上腹部、臍中央。
〔主治〕腹痛、下痢、ショック
〔操作〕灸。針はしない。
〔症例〕私は昔、臍の中が痛み苦しんだ。下痢しそうになり常に、手の中指で臍を按圧して痛みを止めていた。瀉下剤で下した時も、按圧して痛みを

止めていた。ある日臍中（神闕）に灸をすると痛みはなかった。（王執中『針灸資生経』）

〔症例〕私は、長年にわたって下痢、軟便を患い、ある夕方神闕に二十一壮灸をすると翌日は便所へいくことがなかった。数日夕方灸をすると数日の間便所へいくことはなかった。（王執中『針灸資生経』）

9　水分（すいぶん）CV9（図21）

〔位置〕上腹部、前正中線上、臍中央の上方1寸。

〔主治〕腹痛、腹部膨満、むくみ

〔操作〕直刺0.5〜0.8寸。灸は可。

〔症例〕近所の医師が季節で生ずる浮腫を治療した。薬を長く服用しても無効。接待の仕事を延ばし、ある日急に、水分と気海に灸すると、浮腫は著明に改善し、水分はよく浮腫を治すことが分かった。（王執中『針灸資生経』）

〔症例〕ある人が水に入ることによって浮腫を生じた。四肢や顔面は腫れている。水分と気海にお灸すると、翌朝、顔の浮腫は著明に改善した。（王執中『針灸資生経』）

10　下脘（げかん）CV10（図21）

〔位置〕上腹部、前正中線上、臍中央の上方2寸。

〔主治〕腹痛、嘔吐、下痢

〔操作〕直刺0.5〜0.8寸。灸は可。

11　建里（けんり）CV11（図21）

〔位置〕上腹部、前正中線上、臍中央の上方3寸。

〔主治〕胃痛、嘔吐、腹部膨満

〔操作〕直刺0.5〜0.8寸。灸は可。

12　中脘（ちゅうかん）CV12　＊重要穴（図21）

〔位置〕上腹部、前正中線上、臍中央の上方4寸。

〔主治〕腹痛、腹部膨満、嘔吐

〔操作〕直刺 0.5 ～ 0.8 寸。灸は可。
〔症例〕ある婦人が産後にめまいを生じ、両目は動かず、顔面は麻痺、口は開口できない。両手は拘攣している。これは、胃気が閉じているのである。胃脈は口を挟み唇を回って歯に出てくるので、中脘に五十壮灸して即日治癒した。（竇材『扁鵲心書』）

13　上脘 （じょうかん）　CV13 （図 21）
〔位置〕上腹部、前正中線上、臍中央の上方 5 寸。
〔主治〕上腹部痛、嘔吐、しゃっくり
〔操作〕直刺 0.5 ～ 0.8 寸。灸は可。

14　巨闕 （こけつ）　CV14 （図 21）
〔位置〕上腹部、前正中線上、臍中央の上方 6 寸。
〔主治〕胃痛、腹部膨満、動悸
〔操作〕直刺 0.5 ～ 0.8 寸。灸は可。
〔症例〕ある人が五年間狂の病に罹っている。時に発作をおこし時に止む。色々な治療をしたが効果ない。私は、唾聖散三銭を注いで、先ず巨闕に五十壮灸をして、覚醒の時、再度薬を服用し、また、心兪五十壮灸をして鎮心丹一料を服用した。長期に病気を患ったが、大発作一回して良くなり、その後大発作一回して治癒した。（竇材『扁鵲心書』）

15　鳩尾 （きゅうび）　CV15 （図 21）
〔位置〕上腹部、前正中線上、胸骨体下端の下方 1 寸。
〔主治〕胃痛、しゃっくり、嘔吐
〔操作〕下に向けて斜刺 0.5 ～ 0.8 寸。灸は可。

16　中庭 （ちゅうてい）　CV16 （図 21）
〔位置〕前胸部、前正中線上、胸骨体下端中点。
〔主治〕嘔吐、胸が張る
〔操作〕斜刺 0.3 ～ 0.5 寸。灸は可。

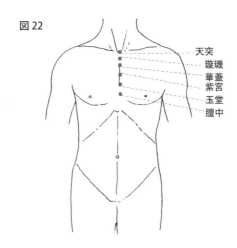

図 22

天突
璇璣
華蓋
紫宮
玉堂
膻中

17　膻中（だんちゅう）　CV17　＊**重要穴**（図 22）

〔位置〕前胸部、前正中線上、第 4 肋間と同じ高さ。

〔主治〕胸痛、咳、動悸、気管支喘息

〔操作〕平刺 0.5 ～ 0.8 寸。灸は可。

〔症例〕一男子、急に咳が出て絶えることがない。数日後診察して膻中に反応があり、浅く針をすると治った。（王執中『針灸資生経』）

18　玉堂（ぎょくどう）　CV18（図 22）

〔位置〕前胸部、前正中線上、第 3 肋間と同じ高さ。

〔主治〕気管支喘息、胸痛、咳

〔操作〕平刺 0.5 ～ 0.8 寸。灸は可。

19　紫宮（しきゅう）　CV19（図 22）

〔位置〕前胸部、前正中線上、第 2 肋間と同じ高さ。胸骨角の下方に取る。

〔主治〕胸痛、嘔吐、咳

〔操作〕平刺 0.5 ～ 0.8 寸。灸は可。

20　華蓋 (かがい)　CV20 (図22)

〔位置〕前胸部、前正中線上、第1肋間と同じ高さ。

〔主治〕胸痛、気管支喘息、咳

〔操作〕平刺0.5〜0.8寸。灸は可。

21　璇璣 (せんき)　CV21 (図22)

〔位置〕前胸部、前正中線上、頸窩の下方1寸。天突の下方1寸。

〔主治〕胸痛、気管支喘息、咳

〔操作〕平刺0.5〜0.8寸。灸は可。

22　天突 (てんとつ)　CV22　＊重要穴 (図22)

〔位置〕前頸部、前正中線上、頸窩の中央。

〔主治〕咳、気管支喘息

〔操作〕胸骨の後下方に向けて斜刺0.5〜1.0寸。灸は可。

〔症例〕ある役人の肉親が傷寒にかかり、咳がひどく医師は治療に窮した。そこで灸経を調べ、天突に三壮灸をしたところすぐに治った。(王執中『針灸資生経』)

〔症例〕ある人が喉痺 (喉頭ジフテリア様疾患) にかかった。痰気が上攻し咽喉が閉塞した。天突に灸を五十壮すると、すぐにお粥を食べれるようになり、姜附湯一剤服用してすぐ治癒した。(竇材『扁鵲心書』)

23　廉泉 (れんせん)　CV23　＊重要穴 (図23)

〔位置〕前頸部、前正中線上、喉頭隆起上方、舌骨の上方陥凹部。頸部を軽く後屈して取る。

〔主治〕失語症、咽頭痛

〔操作〕直刺0.5〜0.8寸。置針しない。灸は可。

24　承漿 (しょうしょう)　CV24　＊重要穴 (図23)

〔位置〕顔面部、オトガイ唇溝中央の陥凹部。

〔主治〕顔面神経麻痺、顔面痛

図 23

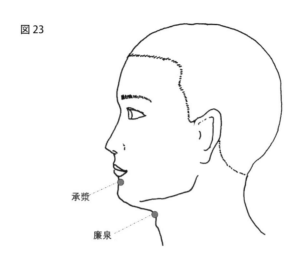

承漿

廉泉

〔操作〕上に向けて斜刺 0.3 〜 0.5 寸。灸は可。

［3］　手の太陰肺経 (てのたいいんはいけい)

　手の太陰肺経は、胸部の外上方から上肢橈側に分布する。上肢疾患、呼吸器疾患などに応用される。

1　中府 (ちゅうふ) LU1　＊重要穴（図24）

〔位置〕前胸部、第1肋間と同じ高さ、鎖骨下窩の外側、前正中線の外方6寸。雲門の下方1寸。

〔主治〕咳、肩関節周囲炎

〔操作〕外側に向かって0.5～0.8寸斜刺。

〔症例〕気管支炎に中府、定喘の皮内針

　50歳、女、201X年8月中旬より、感冒の後に、2週間以上咳と喀痰が続き、近医で鎮咳剤、抗生物質などを処方されるも改善せず、咳嗽喀痰のために、夜間眠れない状態である。9月4日、圧痛のある中府、定喘に皮内針をした。その夜は、健やかに咳はなく眠れた。家族より、夜間に咳はなくよく眠れていた、ということである。（森由雄治験）

〔症例〕ある人が夏に冷たい物を飲食したところ、肺気が傷られ咳がでて胸部が不快である。まず金液丹百粒服用し一回下痢して痛みは三割減少した。また、五膈散を服用して改善した。ただ、常に発作を起こしそうで、五年後大発作がおこり、中府に五百壮灸をして、極めて臭いガスがでて後は再発しなかった。（竇材『扁鵲心書』）

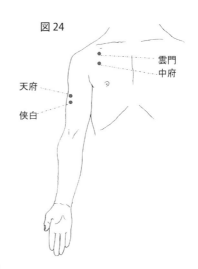

図24

2　雲門 (うんもん) LU2（図24）

〔位置〕前胸部、鎖骨下窩の陥凹部、烏口突起の内方、前正中線の外方6寸。

〔主治〕気管支喘息、神経痛、肩痛

〔操作〕外側に向かって0.5～0.8寸斜刺。

3　天府（てんぷ）LU3（図 24）

〔位置〕上腕前外側、上腕二頭筋外側縁、腋窩横紋前端の下方 3 寸。

〔主治〕嗽、喀血。甲状腺腫瘤

〔操作〕直刺 0.5 ～ 0.8 寸。灸は可。

4　侠白（きょうはく）LU4（図 24）

〔位置〕上腕前外側、上腕二頭筋外側縁、腋窩横紋前端の下方 4 寸。

〔主治〕咳、上腕痛、気管支喘息

〔操作〕直刺 0.5 ～ 0.8 寸。灸は可。

5　尺沢（しゃくたく）LU5　＊重要穴（図 25）

〔位置〕肘前部、肘窩横紋上、上腕二頭筋腱外方の陥凹部。

〔主治〕咳、肘痛

〔操作〕直刺 0.5 ～ 0.8 寸。灸は可。

6　孔最（こうさい）LU6　＊重要穴（図 25）

〔位置〕前腕前外側、尺沢と太淵を結ぶ線上、手関節掌側横紋の上方 7 寸。尺沢と大淵とを結ぶ線の中点の上方 1 寸に取る。

〔主治〕咳、気管支喘息、喀血

〔操作〕直刺 0.5 ～ 0.8 寸。灸は可。

7　列欠（れっけつ）LU7　＊重要穴（図 25、26）

〔位置〕前腕橈側、長母指外転筋腱と短母指伸筋腱の間、手関節掌側横紋の上方 1 寸 5 分。

〔主治〕咳、陰茎痛、片頭痛

〔操作〕斜刺 0.5 ～ 0.8 寸。灸は可。

〔症例〕1568 年、明の時代の役人の王氏の弟が数年間、痙攣性疾患にかかった。照海、列缺に鍼を刺し、心兪に灸をし、治癒した。（楊継洲『針灸大成』）

図25

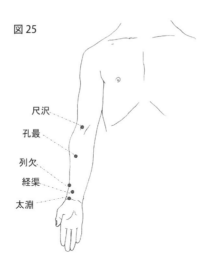

尺沢
孔最
列欠
経渠
太淵

図26　　　　　　　　　　　　列欠

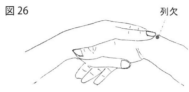

8　経渠 (けいきょ) LU8 （図25）

〔位置〕前腕前外側、橈骨下端の橈側で外側に最も突出した部位と橈骨動脈の間、手関節掌側横紋の上方1寸。

〔主治〕咳、気管支喘息、大動脈炎症候群

〔操作〕直刺0.1 ～ 0.3寸。灸は可。

9　太淵 (たいえん) LU9　＊重要穴（図25）

〔位置〕手関節前外側、橈骨茎状突起と舟状骨の間、長母指外転筋腱の尺側陥凹部。手関節前面横紋上で、橈骨動脈拍動部。

〔主治〕咳、気管支喘息、大動脈炎症候群

〔操作〕直刺0.2 ～ 0.3寸。灸は可。

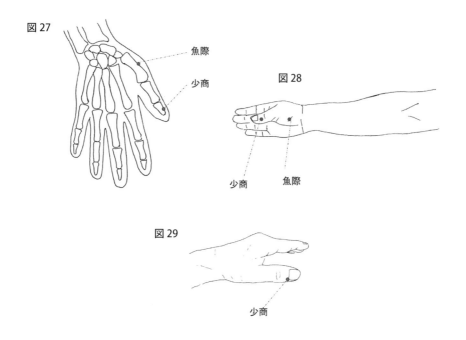

図27

魚際

少商

図28

少商　　魚際

図29

少商

10　魚際（ぎょさい）　LU10（図27、28）

〔位置〕手掌、第1中手骨中点の橈側、赤白肉際。

〔主治〕咽頭痛、咳、発熱

〔操作〕直刺0.5 〜 0.8寸。

11　少商（しょうしょう）　LU11　＊**重要穴**（図27、28、29）

〔位置〕母指、末節骨橈側、爪甲角の近位外方1分（指寸）、爪甲橈側縁の垂線と爪甲基底部の水平線との交点。

〔主治〕咽頭痛、意識障害、熱中症、脳卒中

〔操作〕直刺0.1寸。三稜針で出血させる。灸は可。

〔症例〕唐の刺史成君綽は、急に顎が升のように腫れ、喉が閉塞し、水粒を三日間飲み込めない。甄權は、少商に三稜針を用いて刺し、微し出血させたところすぐに治癒した。（王惟一『銅人腧穴鍼灸図経』）

[4] 手の陽明大腸経 (てのようめいだいちょうけい)

　手の陽明大腸経は、手の第2指から起こり、上肢橈側から胸部、頚部、顔面に分布する。上肢、肩、頚部、顔面、大腸の疾患に応用される。

1 商陽 (しょうよう) LI1 ＊重要穴 (図30)

〔位置〕示指、末節骨橈側、爪甲角の近位外方1分 (指寸)、爪甲橈側縁の垂線と爪甲基底部の水平線の交点。

〔主治〕意識障害、熱中症、脳卒中、歯痛

〔操作〕直刺0.1寸。三稜針で出血させる。灸は可。

〔症例〕深洲刺史の成君綽、急に首が数升のごとく腫れ、喉が閉塞し、米粒が3日間通らず、商陽を針したところ気と息はすぐに通じた。翌日食事も改善した。(孫思邈『千金翼方』)

2 二間 (じかん) LI2 (図30)

〔位置〕示指、第2中手指節関節橈側の遠位陥凹部、赤白肉際。

〔主治〕咽頭痛、顔面神経麻痺、発熱

〔操作〕直刺0.2寸。灸は可。

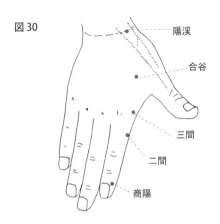

図30

陽渓
合谷
三間
二間
商陽

3　三間 （さんかん）LI3（図 30）
〔位置〕手背、第 2 中手指節関節橈側の近位陥凹部。
〔主治〕咽頭痛、橈骨神経麻痺、結膜炎
〔操作〕直刺 0.3 寸。灸は可。

4　合谷 （ごうこく）LI4　＊重要穴（図 30）
〔位置〕手背、第 2 中手骨中点の橈側。
〔主治〕感冒、便秘、全身疼痛、顔面神経麻痺
〔操作〕直刺 0.5 ～ 0.8 寸。灸は可。
〔症例〕50 歳、近所の男性。198X 年 9 月 1 日午後 8 時頃、歯が痛いということで痛み止めを希望して来院した。合谷に針をしたところ、直ぐに歯痛が楽になった。鎮痛薬を差し上げ、できるだけ早く歯科医を受診するように勧めた。（森由雄治験）

5　陽渓 （ようけい）LI5　＊重要穴（図 30）
〔位置〕手関節後外側、手関節背側横紋橈側、橈骨茎状突起の遠位、タバコ窩の陥凹部。母指を十分に外転させたときにできる長母指伸筋腱と短母指伸筋腱との間の陥凹部。
〔主治〕感冒、痙攣性疾患、歯痛、結膜炎
〔操作〕直刺 0.3 ～ 0.5 寸。灸は可。

6　偏歴 （へんれき）LI6（図 31）
〔位置〕前腕後外側、陽渓と曲池を結ぶ線上、手関節背側横紋の上方 3 寸。
〔主治〕浮腫、顔面神経麻痺、結膜炎
〔操作〕直刺 0.5 寸。灸は可。

7　温溜 （おんる）LI7（図 31）
〔位置〕前腕後外側、陽渓と曲池を結ぶ線上、手関節背側横紋の上方 5 寸。
〔主治〕咽頭痛、浮腫、痙攣性疾患、便秘
〔操作〕直刺 0.5 ～ 0.8 寸。灸は可。

図31

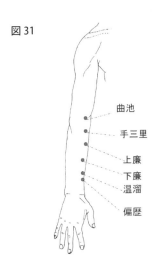

曲池
手三里
上廉
下廉
温溜
偏歴

8　下廉 （げれん）　LI8　(図31)

〔位置〕前腕後外側、陽渓と曲池を結ぶ線上、肘窩横紋の下方4寸。

〔主治〕腹部膨満、乳腺炎

〔操作〕直刺0.5～0.8寸。灸は可。

9　上廉 （じょうれん）　LI9　(図31)

〔位置〕前腕後外側、陽渓と曲池を結ぶ線上、肘窩横紋の下方3寸。

〔主治〕腹部膨満、乳腺炎

〔操作〕直刺0.5～0.8寸。灸は可。

10　手三里 （てさんり）　LI10　＊重要穴（図31)

〔位置〕前腕後外側、陽渓と曲池を結ぶ線上、肘窩横紋の下方2寸。

〔主治〕上肢神経障害、腹痛、結膜炎

〔操作〕直刺0.5～0.8寸。灸は可。

11　曲池 （きょくち）　LI11　＊重要穴（図31、32、33)

〔位置〕肘外側、尺沢と上腕骨外側上顆を結ぶ線上の中点。

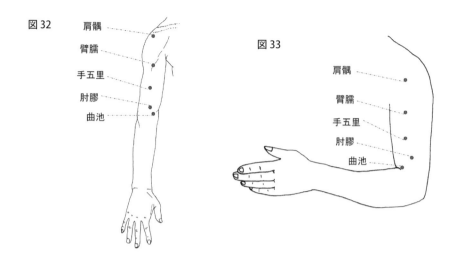

図32　肩髃　臂臑　手五里　肘髎　曲池

図33　肩髃　臂臑　手五里　肘髎　曲池

〔主治〕発熱、湿疹、痙攣性疾患、高血圧症

〔操作〕直刺0.5〜0.8寸。灸は可。

12　肘髎 （ちゅうりょう）LI12（図32、33）

〔位置〕肘後外側、上腕骨外側上顆の上縁、外側顆上稜の前縁。

〔主治〕上肢の神経障害、意識障害

〔操作〕直刺0.5〜0.8寸。灸は可。

13　手五里 （てごり）LI13（図32、33）

〔位置〕上腕外側、曲池と肩髃を結ぶ線上、肘窩横紋の上方3寸。

〔主治〕咳、上肢痛

〔操作〕直刺0.8寸。灸は可。

14　臂臑 （ひじゅ）LI14　＊重要穴（図32、33）

〔位置〕上腕外側、三角筋前縁、曲池の上方7寸。

〔主治〕上腕痛、肩関節周囲炎

〔操作〕直刺0.5〜0.8寸。灸は可。

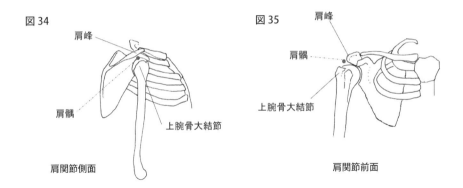

図34　肩関節側面

図35　肩関節前面

15　肩髃 (けんぐう)　LI15　＊**重要穴**（図32、33、34、35）
〔位置〕肩周囲部、肩峰外縁の前端と上腕骨大結節の間の陥凹部。上腕を水平に挙上したとき、肩峰の前に現れる陥凹部。
〔主治〕感冒、湿疹、片麻痺
〔操作〕直刺0.5〜1.2寸。灸は可。

16　巨骨 (ここつ)　LI16　（図36）
〔位置〕肩周囲部、鎖骨の肩峰端と肩甲棘の間の陥凹部。
〔主治〕肩関節周囲炎

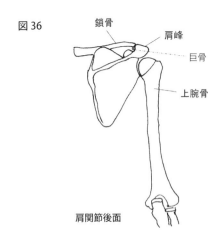

図36　肩関節後面

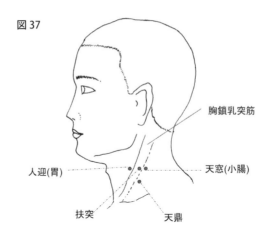

図37

胸鎖乳突筋

人迎(胃)

天窓(小腸)

扶突

天鼎

〔操作〕直刺0.4〜0.6寸。灸は可。

17 天鼎 （てんてい） LI17 （図37）
〔位置〕前頚部、輪状軟骨と同じ高さ、胸鎖乳突筋の後縁。扶突の直下で胸鎖乳突筋の後縁。
〔主治〕咳、気管支喘息、咽頭痛
〔操作〕直刺0.3〜0.5寸。灸は可。

18 扶突 （ふとつ） LI18 （図37）
〔位置〕前額部、甲状軟骨上縁と同じ高さ、胸鎖乳突筋の前縁と後縁の間。
〔主治〕気管支喘息、咽頭痛、梅核気
〔操作〕直刺0.5〜0.8寸。灸は可。

19 禾膠 （かりょう） LI19 （図38）
〔位置〕顔面部、人中溝中点と同じ高さ、鼻孔外縁の下方。別説として、鼻孔外側縁の下方で、水溝の外方5分に取る。
〔主治〕鼻炎、鼻出血
〔操作〕直刺0.3〜0.5寸。灸は禁ずる。

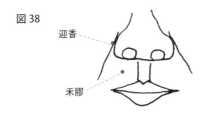

図38

迎香

禾膠

20　迎香 (げいこう)　LI20　＊重要穴 (図38)
〔位置〕顔面部、鼻唇溝中、鼻翼外縁中点と同じ高さ。
〔主治〕鼻炎、顔面神経麻痺
〔操作〕上に向けて平刺 0.5 〜 0.8 寸。灸は禁ずる。

［5］ 足の陽明胃経 (あしのようめいいけい)

　足の陽明胃経は、顔面から起こり、頭部、頚部、前胸部、腹部、下肢前面から足指第2指に分布する。分布している頭部、頚部、前胸部、腹部、下肢前面の疾患に応用される。

1　承泣 (しょうきゅう)　ST1　＊重要穴 (図39)

〔位置〕顔面部、眼球と眼窩下縁の間、瞳孔の直下。正視させて取る。
〔主治〕顔面神経麻痺、結膜炎
〔操作〕直刺 0.3 〜 0.5 寸。灸は禁ずる。

2　四白 (しはく)　ST2　＊重要穴 (図39)

〔位置〕顔面部、眼窩下孔部。正視させて取る。
〔主治〕眼瞼痙攣、顔面神経麻痺、三叉神経痛
〔操作〕直刺 0.3 〜 0.5 寸。灸は禁ずる。
〔症例〕70 歳、女。3 年前より、三叉神経痛を生じた。今回は、4 日前より、台風が来てから左上顎部が痛み、物を咬む時はズーンという痛みがある。脈は沈細。四白、太陽、下関、頬車、足三里に針をした。補法で行い、15 分置針した。直後より疼痛はなくなった。1 週間目と、2 週間目に電話で

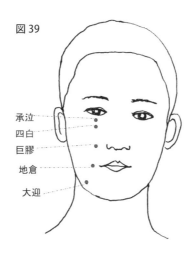

図39

承泣
四白
巨髎
地倉
大迎

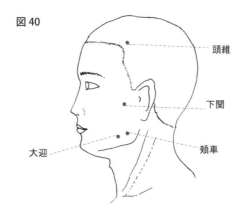

図40

頭維

下関

頬車

大迎

経過を尋ねたところ神経痛は生じていない。（森由雄治験）

3　**巨髎** (こりょう)　ST3 (図39)
〔位置〕顔面部、瞳孔の直下、鼻翼下縁と同じ高さ。
〔主治〕顔面神経麻痺、歯痛
〔操作〕直刺0.3〜0.5寸。灸は可。

4　**地倉** (ちそう)　ST4 (図39)
〔位置〕顔面部、口角の外方4分 (指寸)。口角の外方で、鼻唇溝の延長線上。
〔主治〕顔面神経麻痺
〔操作〕頬車の方向へ平刺、斜刺。

5　**大迎** (だいげい)　ST5 (図39、40)
〔位置〕顔面部、下顎角の前方、咬筋付着部の前方陥凹部、顔面動脈上。
〔主治〕咽頭痛、しゃっくり
〔操作〕直刺0.2〜0.4寸。灸は可。

6　**頬車** (きょうしゃ)　ST6　＊重要穴 (図40)
〔位置〕顔面部、下顎角の前上方1横指 (中指)。
〔主治〕顔面神経麻痺、歯痛

図 41

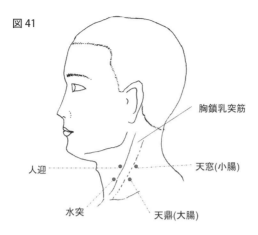

胸鎖乳突筋

人迎

天窓(小腸)

水突

天鼎(大腸)

〔操作〕直刺 0.4 〜 0.6 寸。灸は可。

7　下関 (げかん)　ST7　＊重要穴 (図40)
〔位置〕顔面部、頬骨弓の下縁中点と下顎切痕の間の陥凹部。
〔主治〕顔面神経麻痺、歯痛、耳鳴り
〔操作〕直刺 0.3 〜 0.5 寸。灸は可。

8　頭維 (ずい)　ST8　＊重要穴 (図40)
〔位置〕頭部、額角髪際の直上 5 分、前正中線の外方 4 寸 5 分。
〔主治〕頭痛、めまい
〔操作〕後方に向かって 0.4 〜 0.8 寸平刺。

9　人迎 (じんげい)　ST9 (図41)
〔位置〕前頚部、甲状軟骨上縁と同じ高さ、胸鎖乳突筋の前縁、総頚動脈上。
〔主治〕しゃっくり、咽頭痛
〔操作〕直刺 0.2 〜 0.4 寸。灸は可。

10　水突 (すいとつ)　ST10 (図41)
〔位置〕前頚部、輪状軟骨と同じ高さ、胸鎖乳突筋の前縁。

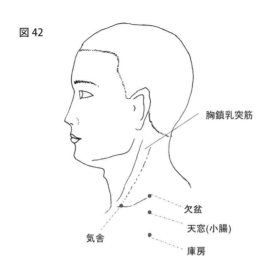

図42

胸鎖乳突筋

欠盆

天窓(小腸)

庫房

気舎

〔主治〕気管支喘息、咽頭痛
〔操作〕直刺0.3～0.4寸。灸は可。

11　気舎 (きしゃ)　ST11（図42）

〔位置〕前頚部、小鎖骨上窩で鎖骨胸骨端の上方、胸鎖乳突筋の胸骨頭と鎖骨頭の間の陥凹部。
〔主治〕咽頭痛、しゃっくり
〔操作〕直刺0.3～0.5寸。灸は可。

12　欠盆 (けつぼん)　ST12（図42、43）

〔位置〕前頚部、大鎖骨上窩、前正中線の外方4寸、鎖骨上方の陥凹部。
〔主治〕咽頭痛、気管支喘息、しゃっくり
〔操作〕直刺0.3～0.5寸。灸は可。

13　気戸 (きと)　ST13（図43）

〔位置〕前胸部、鎖骨下縁、前正中線の外方4寸。

図43

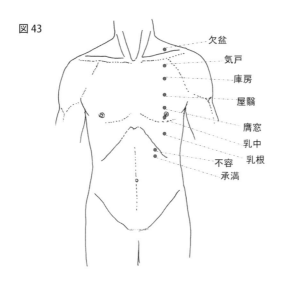

欠盆
気戸
庫房
屋翳
膺窓
乳中
乳根
不容
承満

〔主治〕気管支喘息、胸痛

〔操作〕斜刺 0.5 ～ 0.8 寸。灸は可。

14　庫房（こぼう）**ST14（図42、43）**

〔位置〕前胸部、第 1 肋間、前正中線の外方 4 寸。

〔主治〕咳、喀血

〔操作〕平刺、斜刺 0.5 ～ 0.8 寸。灸は可。肋骨の上縁を刺す。

15　屋翳（おくえい）**ST15（図43）**

〔位置〕前胸部、第 2 肋間、前正中線の外方 4 寸。

〔主治〕咳、胸痛、乳腺炎

〔操作〕斜刺 0.5 ～ 0.8 寸。灸は可。

16　膺窓（ようそう）**ST16（図43）**

〔位置〕前胸部、第 3 肋間、前正中線の外方 4 寸。

〔主治〕気管支喘息、胸痛、乳腺炎

〔操作〕斜刺 0.5 ～ 0.8 寸。灸は可。

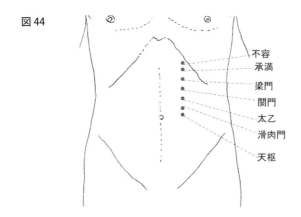

図 44

不容
承満
梁門
関門
太乙
滑肉門
天枢

17 乳中 （にゅうちゅう） ST17 （図43）

〔位置〕前胸部、乳頭中央。第4肋間、乳頭線上。

〔主治〕体表の目印、目標となる穴である

〔操作〕針、灸はしない。

18 乳根 （にゅうこん） ST18 （図43）

〔位置〕前胸部、第5肋間、前正中線の外方4寸。

〔主治〕乳の減少、胸痛

〔操作〕斜刺0.5〜0.8寸。灸は可。

19 不容 （ふよう） ST19 （図43、44）

〔位置〕上腹部、臍中央の上方6寸、前正中線の外方2寸。

〔主治〕胃痛、腹部膨満、嘔吐

〔操作〕直刺0.5〜0.8寸。灸は可。

20 承満 （しょうまん） ST20 （図43、44）

〔位置〕上腹部、臍中央の上方5寸、前正中線の外方2寸。

〔主治〕嘔吐、胃痛

〔操作〕直刺0.5〜0.8寸。灸は可。

21　梁門 （りょうもん）　ST21　＊重要穴 （図44）

〔位置〕上腹部、臍中央の上方4寸、前正中線の外方2寸。

〔主治〕胃痛、嘔吐

〔操作〕直刺0.5 〜 0.8寸。灸は可。

22　関門 （かんもん）　ST22 （図44）

〔位置〕上腹部、臍中央の上方3寸、前正中線の外方2寸。

〔主治〕胃痛、下痢、浮腫

〔操作〕直刺0.5 〜 1.0寸。灸は可。

23　太乙 （たいいつ）　ST23 （図44）

〔位置〕上腹部、臍中央の上方2寸、前正中線の外方2寸。

〔主治〕胃痛、精神病

〔操作〕直刺0.5 〜 1.0寸。灸は可。

24　滑肉門 （かつにくもん）　ST24 （図44）

〔位置〕上腹部、臍中央の上方1寸、前正中線の外方2寸。

〔主治〕胃痛、精神病、嘔吐

〔操作〕直刺0.5 〜 1.0寸。灸は可。

25　天枢 （てんすう）　ST25　＊重要穴 （図44）

〔位置〕上腹部、臍中央の外方2寸。

〔主治〕下痢、腹痛、便秘

〔操作〕直刺0.8 〜 1.2寸。灸は可。

〔症例〕ある人が、3日間、嘔吐下痢になり、もう少しで死にそうな状態になった。そこで気海、天枢に灸をするとただちに嘔吐下痢は止まった。（江瓘『名医類案』）

26　外陵 （がいりょう）　ST26 （図45）

〔位置〕下腹部、臍中央の下方1寸、前正中線の外方2寸。

図45

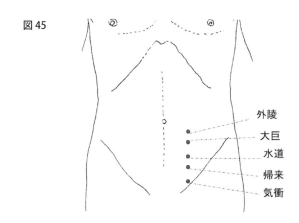

外陵
大巨
水道
帰来
気衝

〔主治〕月経痛、腹痛
〔操作〕直刺 0.8 〜 1.2 寸。灸は可。

27　大巨 (だいこ)　ST27 (図45)
〔位置〕下腹部、臍中央の下方 2 寸、前正中線の外方 2 寸。
〔主治〕便秘、腹痛、勃起不全
〔操作〕直刺 0.8 〜 1.2 寸。灸は可。

28　水道 (すいどう)　ST28 (図45)
〔位置〕下腹部、臍中央の下方 3 寸、前正中線の外方 2 寸。
〔主治〕浮腫、腹水、尿閉
〔操作〕直刺 0.8 〜 1.2 寸。灸は可。

29　帰来 (きらい)　ST29　＊重要穴 (図45)
〔位置〕下腹部、臍中央の下方 4 寸、前正中線の外方 2 寸。
〔主治〕無月経、陰茎痛、下腹部痛
〔操作〕直刺 0.8 〜 1.2 寸。灸は可。

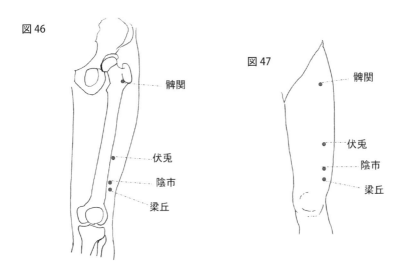

図 46

図 47

髀関

髀関

伏兎

伏兎

陰市

陰市

梁丘

梁丘

30　気衝 （きしょう）　ST30 （図45）

〔位置〕爪径部、恥骨結合上縁と同じ高さで、前正中線の外方2寸、大腿動脈拍動部。

〔主治〕月経不順、勃起不全、不妊症

〔操作〕直刺0.4〜0.8寸。灸は可。

31　髀関 （ひかん）　ST31 （図46、47）

〔位置〕大腿前面、3筋（大腿直筋と縫工筋と大腿筋膜張筋）の近位部の間の陥凹部。上前腸骨幹と膝蓋骨底外端とを結ぶ線上で、恥骨結合下縁の高さ。

〔主治〕腰痛、膝痛

〔操作〕直刺1.2〜1.6寸。灸は可。

32　伏兎 （ふくと）　ST32　＊重要穴 （図46、47）

〔位置〕大腿前外側、膝蓋骨底外端と上前腸骨縁を結ぶ線上、膝蓋骨底の上方6寸。

〔主治〕大腿部痛、蕁麻疹

〔操作〕直刺1.0〜1.4寸。灸は可。

図48

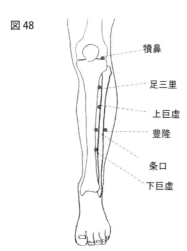

犢鼻

足三里

上巨虚

豊隆

条口

下巨虚

33　陰市 （いんし）　ST33 （図46、47）

〔位置〕大腿前外側、大腿直筋腱の外側で膝蓋骨底の上方3寸。

〔主治〕腰膝痛。下肢神経障害

〔操作〕直刺1.0～1.5寸。灸は可。

34　梁丘 （りょうきゅう）　ST34　＊重要穴 （図46、47）

〔位置〕大腿前外側、外側広筋と大腿直筋腱外縁の間、膝蓋骨底の上方2寸。

〔主治〕胃痛、腰膝痛

〔操作〕直刺1.0～1.5寸。灸は可。

35　犢鼻 （とくび）　ST35　＊重要穴 （図48）

〔位置〕膝前面、膝蓋靭帯外方の陥凹部。

〔主治〕変形性膝関節症、関節痛

〔操作〕斜刺0.8～1.2寸。灸は可。

36　足三里 （あしさんり）　ST36　＊重要穴 （図48）

〔位置〕下腿前面、犢鼻と解渓を結ぶ線上、犢鼻の下方3寸。

〔主治〕胃痛、片麻痺、便秘、下痢

〔操作〕直刺 0.5 ～ 1.5 寸。灸は可。

〔症例〕筆者自身、直ぐに下痢しやすい体質であったが、足三里の灸を長年つづけて胃腸が丈夫になり下痢はほとんどしなくなった

〔症例〕王執中の母親は持病があり、夏に下肢が急に腫れる病気になる。夏は足に強い灸をあえてせず、あまり処置しない伝統がある。そこで針を火で加熱し足三里に刺した。微かに出血し数回行うと腫れは消失した。（王執中『針灸資生経』）

37　上巨虚（じょうこきょ）ST37　＊重要穴（図48）

〔位置〕下腿前面、犢鼻と解渓を結ぶ線上、犢鼻の下方 6 寸。

〔主治〕下痢、便秘、虫垂炎

〔操作〕直刺 0.5 ～ 1.5 寸。灸は可。

38　条口（じょうこう）ST38　＊重要穴（図48）

〔位置〕下腿前面、犢鼻と解渓を結ぶ線上、犢鼻の下方 8 寸。

〔主治〕肩関節周囲炎

〔操作〕直刺 0.5 ～ 1.0 寸。灸は可。条口に、置針して肩を動かす。

39　下巨虚（げこきょ）ST39　＊重要穴（図48）

〔位置〕下腿前面、犢鼻と解渓を結ぶ線上、犢鼻の下方 9 寸。

〔主治〕腹痛、便秘、下痢、膵炎

〔操作〕直刺 0.5 ～ 1.0 寸。灸は可。

40　豊隆（ほうりゅう）ST40　＊重要穴（図48）

〔位置〕下腿前外側、前脛骨筋の外縁、外果尖の上方 8 寸。

〔主治〕咳痰のある気管支喘息、胃痛、便秘

〔操作〕直刺 0.5 ～ 1.0 寸。灸は可。

41　解渓（かいけい）ST41　＊重要穴（図49）

〔位置〕足関節前面、足関節前面中央の陥凹部、長母指伸筋腱と長指神筋腱

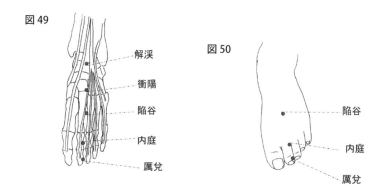

図49　図50

の間。内果尖と外果尖を結ぶ線上の中点。足関節を背屈すると内側から前脛
骨筋、長母指神筋、長指神の3本神の腱が出現するが、解渓は後二者の腱の
間。

〔主治〕胃痛、腓骨神経麻痺。足関節痛、頭痛

〔操作〕直刺0.3～0.5寸。灸は可。

42　衝陽（しょうよう）ST42（図49）

〔位置〕足背、第2中足骨底部と中間楔状骨の間、足背動脈拍動部。

〔主治〕腹部膨満、食欲不振

〔操作〕直刺0.2～0.3寸。灸は可。

43　陥谷（かんこく）ST43（図49、50）

〔位置〕足背、第2・第3中足骨間、第2中足指節関節の近位陥凹部。

〔主治〕腹痛、浮腫、足背疼痛

〔操作〕直刺0.2～0.3寸。灸は可。

44　内庭（ないてい）ST44　＊重要穴（図49、50）

〔位置〕足背、第2・3足指間、みずかきの近位、赤白肉際。

〔主治〕腹痛、下痢、不眠、歯痛

〔操作〕直刺0.2～0.3寸。灸は可。

45　厲兌 (れいだ)　ST45　＊**重要穴** (図49、50)

〔位置〕足の第2指、末節骨外側、爪甲角の近位外方1分 (指寸)、爪甲外側縁の垂線と爪甲基底部の水平線の交点。

〔主治〕発熱、悪夢、意識障害

〔操作〕直刺0.1〜0.2寸。三稜針で出血させる。灸は可。

［6］ 足の太陰脾経 (あしのたいいんひけい)

　足の太陰脾経は、足の母趾から起こり、下肢内側から腹部、前胸部に分布する。消化器、泌尿器、婦人科、下肢の疾患に応用される。

1　隠白 (いんぱく) SP1　＊重要穴 (図51)
〔位置〕足の第1指、末節骨内側、爪甲角の近位内方1分 (指寸)、爪甲内側縁の垂線と爪甲基底部の水平線の交点。
〔主治〕下痢、悪夢、性器出血
〔操作〕直刺0.1〜0.2寸。三稜針で出血させる。灸は可。

2　大都 (だいと) SP2 (図51)
〔位置〕足の第1指、第1中足指節関節の遠位内側陥凹部、赤白肉際。
〔主治〕腹痛、発熱
〔操作〕直刺0.3〜0.5寸。灸は可。

3　太白 (たいはく) SP3 (図51)
〔位置〕足内側、第1中足指節関節の近位陥凹部、赤白肉際。
〔主治〕胃痛、腹部膨満
〔操作〕直刺0.3〜0.5寸。灸は可。

4　公孫 (こうそん) SP4　＊重要穴 (図51)
〔位置〕足内側、第1中足骨底の前下方、赤白肉際。太白から第1中足骨の

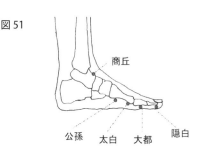

図51

商丘

公孫　太白　大都　隠白

図 52

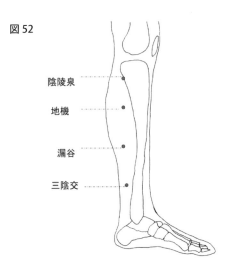

陰陵泉

地機

漏谷

三陰交

内側縁に沿って後ろへ指頭で撫でていくとき、指が止まる所。

〔主治〕下血、胃痛、不眠

〔操作〕直刺 0.5 ～ 0.8 寸。灸は可。

5　商丘（しょうきゅう）SP5　＊**重要穴**（図 51）

〔位置〕足内側、内果の前下方、舟状骨粗面と内果尖の中央陥凹部。内果前縁を通る垂線と内果下縁を通る水平線との交点。

〔主治〕下痢、嘔吐、舌痛

〔操作〕直刺 0.3 ～ 0.5 寸。灸は可。

6　三陰交（さんいんこう）SP6　＊**重要穴**（図 52）

〔位置〕下腿内側（脛側）、脛骨内縁の後際、内果尖の上方 3 寸。

〔主治〕月経不順、勃起不全、下痢、腹痛

〔操作〕直刺 0.5 ～ 1.0 寸。灸は可。

7　漏谷（ろうこく）SP7（図 52）

〔位置〕下腿内側（脛側）、脛骨内縁の後際、内果尖の上方 6 寸。

〔主治〕腹部膨満、浮腫、尿減少

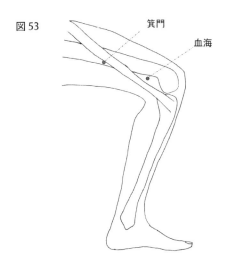

図53　　　　　　箕門

血海

〔操作〕直刺 0.5 〜 1.0 寸。灸は可。

8　地機 （ちき）　SP8（図52）
〔位置〕下腿内側（脛側）、脛骨内縁の後際、陰陵泉の下方 3 寸。
〔主治〕腹痛、腹部膨満、月経不順
〔操作〕直刺 1.0 〜 1.5 寸。灸は可。

9　陰陵泉 （いんりょうせん）　SP9　＊重要穴（図52）
〔位置〕下腿内側（脛側）、脛骨内側顆下縁と脛骨内縁が接する陥凹部。脛骨
内側縁を指頭で撫で上げたとき、指が止まる所。
〔主治〕腹痛、浮腫、下痢
〔操作〕直刺 1.0 〜 1.5 寸。灸は可。

10　血海 （けっかい）　SP10　＊重要穴（図53）
〔位置〕大腿前内側、内側広筋隆起部、膝蓋骨底内端の上方 2 寸。
〔主治〕月経不順、性器出血、変形性膝関節症、湿疹
〔操作〕直刺 1.0 〜 2.0 寸。灸は可。

図54

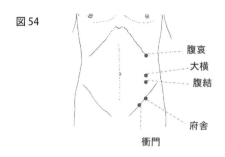

腹哀
大横
腹結
府舎
衝門

11 箕門 (きもん) SP11 (図53)

〔位置〕大腿内側、膝蓋骨底内端と衝門を結ぶ線上、衝門から3分の1、縫工筋と長内転筋の間、大腿動脈拍動部。

〔主治〕尿道炎、尿減少

〔操作〕直刺0.5〜0.8寸。灸は可。

12 衝門 (しょうもん) SP12 (図54)

〔位置〕鼡径部、鼡径溝、大腿動脈拍動部の外方。

〔主治〕腹痛、妊娠悪阻、尿減少

〔操作〕直刺0.5〜0.8寸。灸は可。

13 府舎 (ふしゃ) SP13 (図54)

〔位置〕下腹部、臍中央の下方4寸3分、前正中線の外方4寸。

〔主治〕腹痛、嘔吐、下痢

〔操作〕直刺0.5〜0.8寸。灸は可。

14 腹結 (ふっけつ) SP14 (図54)

〔位置〕下腹部、臍中央の下方1寸3分、前正中線の外方4寸。

〔主治〕腹痛、下痢

〔操作〕直刺0.5〜0.8寸。灸は可。

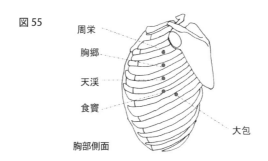

図 55

周栄
胸郷
天渓
食竇
大包
胸部側面

15　大横 （だいおう）　SP15　＊重要穴（図 54）

〔位置〕上腹部、臍中央の外方 4 寸。

〔主治〕下腹部痛、便秘、下痢

〔操作〕直刺 0.5 ～ 0.8 寸。灸は可。

16　腹哀 （ふくあい）　SP16（図 54）

〔位置〕上腹部、臍中央の上方 3 寸、前正中線の外方 4 寸。

〔主治〕臍周囲痛、便秘、下痢

〔操作〕直刺 0.5 ～ 0.8 寸。

17　食竇 （しょくとく）　SP17（図 55）

〔位置〕前胸部、第 5 肋間、前正中線の外方 6 寸。

〔主治〕胸痛、嗽、乳腺炎

〔操作〕直刺 0.5 ～ 0.8 寸。灸は可。

〔症例〕ある人が、全身に黄疸が出現し、尿は赤く少ない。食竇に五十壮灸
をし、姜附湯、全真丹を服用して治癒した。（竇材『扁鵲心書』）

18　天渓 （てんけい）　SP18（図 55）

〔位置〕前胸部、第 4 肋間、前正中線の外方 6 寸。

〔主治〕胸痛、嗽、乳腺炎

〔操作〕直刺 0.5 ～ 0.8 寸。灸は可。

19　胸郷 (きょうきょう)　SP19 (図 55)

〔位置〕前胸部、第 3 肋間、前正中線の外方 6 寸。

〔主治〕咳、肋間神経痛、胸痛

〔操作〕直刺 0.5 ～ 0.8 寸。灸は可。

20　周栄 (しゅうえい)　SP20 (図 55)

〔位置〕前胸部、第 2 肋間、前正中線の外方 6 寸。

〔主治〕咳、気管支喘息、胸痛

〔操作〕直刺 0.5 ～ 0.8 寸。灸は可。

21　大包 (だいほう)　SP21　＊重要穴 (図 55)

〔位置〕側胸部、第 6 肋間、中腋窩線上。

〔主治〕全身痛、気管支喘息

〔操作〕斜刺 0.5 ～ 0.8 寸。灸は可。

［7］手の少陰心経（てのしょういんしんけい）

　手の少陰心経は、胸部から起こり、上肢内側から尺側、手の第5指に分布する。心疾患、上肢の疾患に応用される。

1　極泉（きょくせん）　HT1　＊**重要穴**（図56）
〔位置〕腋窩、腋窩中央、腋窩動脈拍動部。
〔主治〕胸痛、動悸、気管支喘息、上肢神経障害
〔操作〕直刺0.5～1.0寸。灸は可。

2　青霊（せいれい）　HT2（図56）
〔位置〕上腕内側面、上腕二頭筋の内側縁、肘高横紋の上方3寸。
〔主治〕頭痛、胸痛、上肢痛
〔操作〕直刺0.5～1.0寸。灸は可。

3　少海（しょうかい）　HT3　＊**重要穴**（図56、57）
〔位置〕肘前内側、上腕骨内側上顆の前縁、肘高横紋と同じ高さ。肘を屈曲し、上腕骨内側上顆と肘高横紋の内側端との中点。

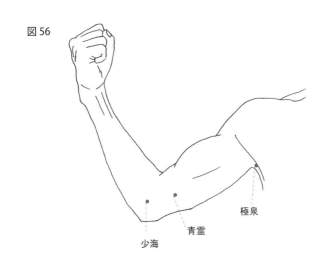

図56

少海　青霊　極泉

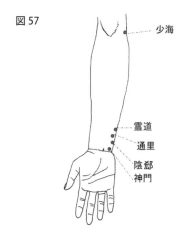

図 57

少海

霊道
通里
陰郄
神門

〔主治〕胸痛、統合失調症、頭痛、動悸
〔操作〕直刺 0.5 〜 1.0 寸。灸は可。

4 霊道 (れいどう) HT4 (図 57)
〔位置〕前腕前内側、尺側手根屈筋腱の橈側縁、手関節掌側横紋の上方 1 寸
5 分。
〔主治〕胸痛、動悸、上肢神経障害
〔操作〕直刺 0.3 〜 0.5 寸。灸は可。

5 通里 (つうり) HT5 ＊重要穴 (図 57)
〔位置〕前腕前内側、尺側手根屈筋腱の橈側縁、手関節掌側横紋の上方 1 寸。
〔主治〕胸痛、動悸、寝汗
〔操作〕直刺 0.3 〜 0.5 寸。灸は可。

6 陰郄 (いんげき) HT6 ＊重要穴 (図 57)
〔位置〕前腕前内側、尺側手根屈筋腱の橈側縁、手関節掌側横紋の上方 5 分。
〔主治〕胸痛、動悸、鼻出血
〔操作〕直刺 0.3 〜 0.5 寸。灸は可。

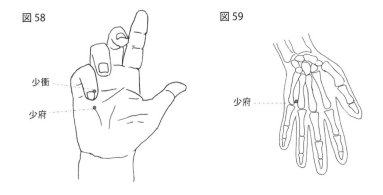

図 58　少衝／少府

図 59　少府

7　神門（しんもん）　HT7　＊重要穴（図 57）

〔位置〕手関節前内側、尺側手根屈筋腱の橈側縁、手関節掌側横紋上。

〔主治〕動悸、不眠、認知症

〔操作〕直刺 0.3 ～ 0.5 寸。灸は可。

8　少府（しょうふ）　HT8（図 58、59）

〔位置〕手掌、第 5 中手指節関節の近位端と同じ高さ、第 4・第 5 中手骨の間。
第 4・第 5 中手骨間、拳を握った時、小指頭があたる所。

〔主治〕胸痛、動悸、発熱

〔操作〕直刺 0.2 ～ 0.3 寸。灸は可。

9　少衝（しょうしょう）　HT9　＊重要穴（図 58）

〔位置〕小指、末節骨橈側、爪甲角の近位外方 1 分（指寸）、爪甲橈側縁の垂
線と爪甲基底部の水平線との交点。

〔主治〕意識障害、発熱、精神疾患

〔操作〕直刺 0.1 ～ 0.2 寸。三稜針で出血させる。灸は可。

［8］手の太陽小腸経 (てのたいようしょうちょうけい)

　手の太陽小腸経は、手の第5指から起こり、上肢尺側から上肢背側、肩、背部、頚部、顔面に分布する。上肢、肩、背部、顔面、耳の疾患に応用される。

1　少沢 (しょうたく)　SI1　＊**重要穴** (図60、61)
〔位置〕小指、末節骨尺側、爪甲角の近位内方1分 (指寸)、爪甲尺側縁の垂線と爪甲基底部の水平線との交点。
〔主治〕意識障害、咽頭痛、乳汁減少
〔操作〕直刺0.1〜0.2寸。三稜針で出血させる。灸は可。

2　前谷 (ぜんこく)　SI2 (図61)
〔位置〕小指、第5中手指節関節尺側の遠位陥凹部、赤白肉際。拳を軽く握り、小指の中手指節関節の掌側横紋の尺側端。
〔主治〕発熱、精神疾患、咽頭痛
〔操作〕直刺0.2〜0.3寸。灸は可。

3　後渓 (こうけい)　SI3　＊**重要穴** (図61、62)
〔位置〕手背、第5中手指節関節尺側の近位陥凹部、赤白肉際。拳を軽く握り、

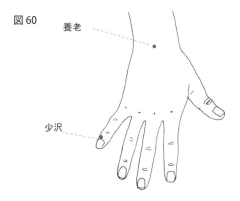

図60　養老　少沢

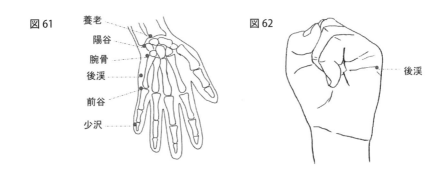

図61　養老　陽谷　腕骨　後渓　前谷　少沢

図62　後渓

手掌の横紋の尺側端。

〔主治〕頭痛、めまい、発熱

〔操作〕直刺 0.5 ～ 0.8 寸。灸は可。

4　腕骨 （わんこつ）SI4 （図61）

〔位置〕手関節後内側、第 5 中手骨底部と三角骨の間の陥凹部、赤白肉際。

〔主治〕発熱、不眠、糖尿病

〔操作〕直刺 0.3 ～ 0.5 寸。灸は可。

5　陽谷 （ようこく）SI5 （図61）

〔位置〕手関節後内側、三角骨と尺骨茎状突起の間の陥凹部。

〔主治〕発熱、頭痛

〔操作〕直刺 0.3 ～ 0.5 寸。灸は可。

6　養老 （ようろう）SI6 （図60、61、63）

〔位置〕前腕後内側、尺骨頭橈側の陥凹部、手関節背側横紋の上方 1 寸。手掌を下に向け、指で尺骨頭の頂点を押さえて手掌を胸につける時、指が滑り込む骨の割れ目。

〔主治〕頭痛、視力低下、腰痛

〔操作〕直刺 0.5 ～ 0.8 寸。灸は可。

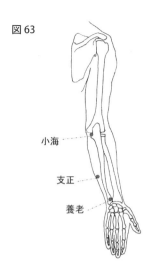

図63

7　支正 （しせい）　SI7　（図63）

〔位置〕前腕後内側、尺骨内縁と尺側手根屈筋の間、手関節背側横紋の上方
5寸。

〔主治〕発熱、精神疾患、腰痛

〔操作〕直刺0.5〜1.0寸。灸は可。

8　小海 （しょうかい）　SI8　＊重要穴　（図63）

〔位置〕肘後内側、尺骨肘頭と上腕骨内側上顆の間の陥凹部。

〔主治〕頭痛、上肢痛

〔操作〕直刺0.2〜0.3寸。灸は可。

9　肩貞 （けんてい）　SI9　＊重要穴　（図64）

〔位置〕肩周囲部、肩関節の後下方、腋窩横紋後端の上方1寸。

〔主治〕肩関節周囲炎

〔操作〕直刺0.5〜0.8寸。灸は可。

10　臑兪 （じゅゆ）　SI10　＊重要穴　（図64）

〔位置〕肩周囲部、腋窩横紋後端の上方、肩甲棘の下方陥凹部。

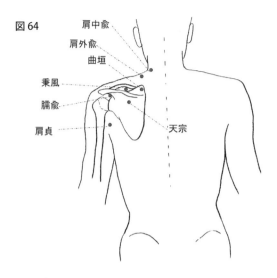

図64　肩中兪　肩外兪　曲垣　秉風　臑兪　肩貞　天宗

〔主治〕肩関節周囲炎
〔操作〕直刺0.5〜0.8寸。灸は可。

11　天宗 （てんそう）　SI11　＊重要穴（図64）
〔位置〕肩甲部、肩甲棘の中点と肩甲骨下角を結んだ線上、肩甲棘から3分の1にある陥凹部。
〔主治〕肩関節周囲炎
〔操作〕直刺0.5〜0.8寸。灸は可。

12　秉風 （へいふう）　SI12（図64）
〔位置〕肩甲部、棘上窩、肩甲棘中点の上方。
〔主治〕肩関節周囲炎
〔操作〕直刺0.3〜0.5寸。灸は可。

13　曲垣 （きょくえん）　SI13（図64）
〔位置〕肩甲部、肩甲棘の内側上方にある陥凹部。
〔主治〕肩痛、肩関節周囲炎
〔操作〕直刺0.3〜0.5寸。灸は可。

14　**肩外兪**（けんがいゆ）　SI14（**図64**）

〔位置〕上背部、第1胸椎棘突起下縁と同じ高さ、後正中線の外方3寸。第1胸椎棘突起下縁を通る水平線と肩甲棘内側縁の垂線との交点。

〔主治〕頚背部痛、肩関節周囲炎

〔操作〕斜刺0.3～0.5寸。灸は可。

15　**肩中兪**（けんちゅうゆ）　SI15（**図64**）

〔位置〕上背部、第7頚椎棘突起下縁と同じ高さ、後正中線の外方2寸。

〔主治〕頚背部痛。肩関節周囲炎

〔操作〕斜刺0.3～0.5寸。灸は可。

16　**天窓**（てんそう）　SI16（**図65**）

〔位置〕前頚部、胸鎖乳突筋の後縁、甲状軟骨上縁と同じ高さ。

〔主治〕頚部痛、咽頭痛

〔操作〕直刺0.5～0.8寸。灸は可。

17　**天容**（てんよう）　SI17（**図65**）

〔位置〕前頚部、下顎角の後方、胸鎖乳突筋の前方陥凹部。

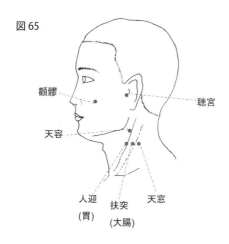

図65

顴髎　　聴宮

天容

人迎　扶突　天窓
（胃）　（大腸）

〔主治〕咽頭痛
〔操作〕直刺 0.5 〜 0.8 寸。灸は可。

18 顴髎 （けんりょう） SI18 （図65）
〔位置〕顔面部、外眼角の直下、頬骨下方の陥凹部。外眼角の直下と頬骨下縁との交点。
〔主治〕顔面神経麻痺、顔面痛
〔操作〕直刺 0.2 〜 0.3 寸。灸は可。

19 聴宮 （ちょうきゅう） SI19　＊**重要穴** （図65）
〔位置〕顔面部、耳珠中央の前縁と下顎骨関節突起の間の陥凹部。
〔主治〕耳鳴り、難聴
〔操作〕直刺 0.5 〜 0.8 寸。灸は可。聴会、耳門と一緒に用いる。

［9］足の太陽膀胱経 (あしのたいようぼうこうけい)

　足の太陽膀胱経は、眼から起こり、顔面、頭部、頚部、背部、腰部、下肢後面、足外側、足指第5趾に分布する。分布している顔面、頭部、頚部、背部、腰部、下肢の広範な疾患に応用される。

1　晴明 (せいめい)　BL1 (図66)
〔位置〕顔面部、内眼角の内上方と眼窩内側壁の間の陥凹部。閉眼し内眼角の内上方0.1寸の陥凹部。
〔主治〕結膜炎、緑内障、視力低下
〔操作〕直刺0.3～0.5寸。灸は禁ずる。初学者は通常使用しない。

2　攅竹 (さんちく)　BL2　＊重要穴 (図66)
〔位置〕頭部、眉毛内端の陥凹部。
〔主治〕しゃっくり、頭痛、顔面神経麻痺
〔操作〕平刺0.5～0.8寸。灸は禁ずる。小児のしゃっくりに、攅竹を按圧して多数例を治療した。

3　眉衝 (びしょう)　BL3 (図66)
〔位置〕頭部、前頭切痕の上方、前髪際の後方5分。神庭と曲差との中点。

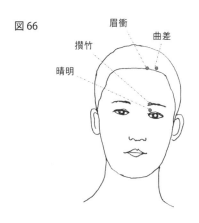

図66

図 67

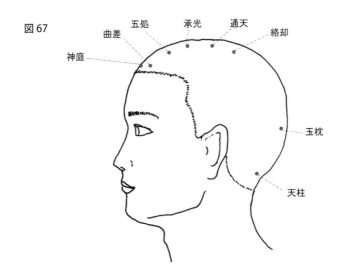

〔主治〕頭痛、めまい、鼻閉
〔操作〕平刺 0.3 〜 0.5 寸。

4　曲差 (きょくさ)　BL4 (図 66、67)

〔位置〕頭部、前髪際の後方 5 分、前正中線の外方 1.5 寸。神庭と頭維とを結ぶ線を 3 等分し、神庭から 3 分の 1 の所。
〔主治〕頭痛、鼻閉
〔操作〕平刺 0.3 〜 0.5 寸。灸は可。

5　五処 (ごしょ)　BL5 (図 67)

〔位置〕頭部、前髪際の後方 1 寸、前正中線の外方 1.5 寸。曲差の上方 0.5 寸。
〔主治〕頭痛、めまい
〔操作〕平刺 0.3 〜 0.5 寸。灸は可。

6　承光 (しょうこう)　BL6 (図 67)

〔位置〕頭部、前髪際の後方 2.5 寸、前正中線の外方 1.5 寸。五処の上方 1.5 寸。
〔主治〕視力低下、頭痛
〔操作〕平刺 0.3 〜 0.5 寸。灸は可。

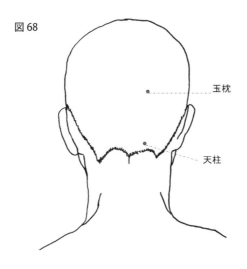

図68

7　通天（つうてん）　BL7（図67）

〔位置〕頭部、前髪際の後方4寸、前正中線の外方1.5寸。承光と絡却の中点。

〔主治〕頭痛、鼻閉

〔操作〕平刺0.3〜0.5寸。灸は可。

8　絡却（らくきゃく）　BL8（図67）

〔位置〕頭部、前髪際の後方5.5寸、後正中線の外方1.5寸。百会の後方0.5寸、外方1.5寸。

〔主治〕めまい、てんかん

〔操作〕平刺0.3〜0.5寸。灸は可。

9　玉枕（ぎょくちん）　BL9（図67、68）

〔位置〕頭部、外後頭隆起上縁と同じ高さ、後正中線の外方1.3寸。

〔主治〕臭いがわからない

〔操作〕平刺0.3〜0.5寸。灸は可。

10　天柱（てんちゅう）　BL10（図67、68）

〔位置〕後頸部、第2頸椎棘突起上縁と同じ高さ、僧帽筋外側の陥凹部。痙

門の外方 1.3 寸。

〔主治〕頭痛、頚椎症

〔操作〕直刺 0.5 ～ 0.8 寸。灸は可。

11 **大杼** (だいじょ) BL11 (図69)

〔位置〕上背部、第 1 胸椎棘突起下縁と同じ高さ、後正中線の外方 1.5 寸。

〔主治〕発熱、肩背痛、気管支喘息

〔操作〕斜刺 0.5 ～ 0.8 寸。灸は可。

12 **風門** (ふうもん) BL12 (図69)

〔位置〕上背部、第 2 胸椎棘突起下縁と同じ高さ、後正中線の外方 1.5 寸。

〔主治〕発熱、頭痛、めまい

〔操作〕斜刺 0.5 ～ 0.8 寸。灸は可。

13 **肺兪** (はいゆ) BL13 ＊**重要穴** (図69)

〔位置〕上背部、第 3 胸椎棘突起下縁と同じ高さ、後正中線の外方 1.5 寸。

〔主治〕咳、気管支喘息、背部痛

〔操作〕斜刺 0.5 ～ 0.8 寸。灸は可。

〔症例〕蔡都尉の長男の碧川公が、痰火を患ったが薬は無効であった。銭誠斎堂は、患者の治療を私（王執中）に依頼した。私は肺兪などの穴を針して治癒した。（王執中『針灸資生経』）

14 **厥陰兪** (けっちんゆ) BL14 (図69)

〔位置〕上背部、第 4 胸椎棘突起下縁と同じ高さ、後正中線の外方 1.5 寸。

〔主治〕動悸、胸痛、呼吸困難

〔操作〕斜刺 0.5 ～ 0.8 寸。灸は可。

15 **心兪** (しんゆ) BL15 (図69)

〔位置〕上背部、第 5 胸椎棘突起下縁と同じ高さ、後正中線の外方 1.5 寸。

〔主治〕動悸、胸痛、不眠

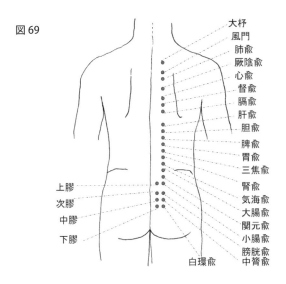

図69

大杼
風門
肺兪
厥陰兪
心兪
督兪
膈兪
肝兪
胆兪
脾兪
胃兪
三焦兪
腎兪
気海兪
大腸兪
関元兪
小腸兪
膀胱兪
中膂兪

上膠
次膠
中膠
下膠

白環兪

〔操作〕斜刺 0.5 〜 0.8 寸。灸は可。

16　督兪（とくゆ）BL16（図69）
〔位置〕上背部、第6胸椎棘突起下縁と同じ高さ、後正中線の外方1.5寸。
〔主治〕胸痛、腹部膨満、湿疹
〔操作〕斜刺 0.5 〜 0.8 寸。灸は可。

17　膈兪（かくゆ）BL17　＊重要穴（図69）
〔位置〕上背部、第7胸椎棘突起下縁と同じ高さ、後正中線の外方1.5寸。
〔主治〕瘀血症、胃痛、動悸
〔操作〕斜刺 0.5 〜 0.8 寸。灸は可。
〔症例〕曹操は頭痛に苦しみ、発作の時は心が乱れ眩暈を生じた。華佗は、膈兪に針をして治療した。（田従豁『古代針灸医案釈按』）

18　肝兪（かんゆ）BL18　＊重要穴（図69）
〔位置〕上背部、第9胸椎棘突起下縁と同じ高さ、後正中線の外方1.5寸。
〔主治〕胸痛、腹部膨満、月経不順、肝炎

〔操作〕斜刺 0.5 〜 0.8 寸。灸は可。

19　胆兪 (たんゆ) BLI9　＊**重要穴** (図69)

〔位置〕上背部、第 10 胸椎棘突起下縁と同じ高さ、後正中線の外方 1.5 寸。

〔主治〕黄疸、肝炎、胸脇部痛

〔操作〕斜刺 0.5 〜 0.8 寸。灸は可。

20　脾兪 (ひゆ) BL20　＊**重要穴** (図69)

〔位置〕上背部、第 11 胸椎棘突起下縁と同じ高さ、後正中線の外方 1.5 寸。

〔主治〕腹痛、腹部膨満、嘔吐

〔操作〕斜刺 0.5 〜 0.8 寸。灸は可。

21　胃兪 (いゆ) BL21　＊**重要穴** (図69)

〔位置〕上背部、第 12 胸椎棘突起下縁と同じ高さ、後正中線の外方 1.5 寸。

〔主治〕胃痛、嘔吐

〔操作〕斜刺 0.5 〜 0.8 寸。灸は可。

22　三焦兪 (さんしょうゆ) BL22 (図69)

〔位置〕腰部、第 1 腰椎棘突起下縁と同じ高さ、後正中線の外方 1.5 寸。

〔主治〕浮腫、尿減少、下痢

〔操作〕斜刺 0.5 〜 0.8 寸。灸は可。

23　腎兪 (じんゆ) BL23　＊**重要穴** (図69)

〔位置〕腰部、第 2 腰椎棘突起下縁と同じ高さ、後正中線の外方 1.5 寸。

〔主治〕腎炎、浮腫、月経不順

〔操作〕斜刺または直刺 0.5 〜 0.8 寸。灸は可。

〔症例〕許敬菴公という役人が、ひどい腰痛になった。楊継洲は尺脈が沈数有力であり湿熱による腰痛と診断して腎兪を指圧して腰痛が軽減した。(楊継洲『針灸大成』)

〔症例〕舎弟、腰痛のため歩行がたいへん困難である。私 (王執中) は、火

針を用いて腎兪を刺し、以前のように改善した。（王執中『針灸資生経』）

24　気海兪 (きかいゆ) BL24 (図69)
〔位置〕腰部、第3腰椎棘突起下縁と同じ高さ、後正中線の外方 1.5 寸。
〔主治〕痔疾患、腰痛、月経痛
〔操作〕直刺 0.5 ～ 0.8 寸。灸は可。

25　大腸兪 (だいちょうゆ) BL25　＊重要穴 (図69)
〔位置〕腰部、第4腰椎棘突起下縁と同じ高さ、後正中線の外方 1.5 寸。
〔主治〕腰痛、下痢、便秘
〔操作〕直刺 0.5 ～ 0.8 寸。灸は可。
〔症例〕ある老婦人が大腸を患い、常に裏急後重があり、甚だこれに苦しんだ。この奇病を治せるものはいないだろうと言う。大腸兪に圧痛があり、大腸兪に灸すると治癒した。（王執中『針灸資生経』）

26　関元兪 (かんげんゆ) BL26 (図69)
〔位置〕腰部、第5腰椎棘突起下縁と同じ高さ、後正中線の外方 1.5 寸。
〔主治〕腰痛、糖尿病
〔操作〕直刺 0.5 ～ 0.8 寸。灸は可。

27　小腸兪 (しょうちょうゆ) BL27 (図69)
〔位置〕仙骨部、第1後仙骨孔と同じ高さ、正中仙骨稜の外方 1.5 寸。上髎と同じ高さ。
〔主治〕下痢、痔疾患、下腹部痛
〔操作〕直刺 0.5 ～ 1.0 寸。灸は可。

28　膀胱兪 (ぼうこうゆ) BL28　＊重要穴 (図69)
〔位置〕仙骨部、第2後仙骨孔と同じ高さ、正中仙骨稜の外方 1.5 寸。次髎と同じ高さ。
〔主治〕膀胱炎、尿閉

〔操作〕直刺 0.5 ～ 0.8 寸。灸は可。

29　**中膂兪** （ちゅうりょゆ）　BL29 （図 69）
〔位置〕仙骨部、第 3 後仙骨孔と同じ高さ、正中仙骨稜の外方 1.5 寸。中膠と同じ高さ。

〔主治〕腰痛、糖尿病、下痢

〔操作〕直刺 0.5 ～ 0.8 寸。灸は可。

30　**白環兪** （はっかんゆ）　BL30 （図 69）
〔位置〕仙骨部、第 4 後仙骨孔と同じ高さ、正中仙骨稜の外方 1.5 寸。下膠と同じ高さ。

〔主治〕腰痛、月経不順

〔操作〕直刺 1.0 ～ 1.5 寸。灸は可。

31　**上膠** （じょうりょう）　BL31 （図 69）
〔位置〕仙骨部、第 1 後仙骨孔。

〔主治〕腰痛、帯下、月経不順

〔操作〕直刺 0.5 ～ 0.8 寸。灸は可。

32　**次膠** （じりょう）　BL32　＊重要穴 （図 69）
〔位置〕仙骨部、第 2 後仙骨孔。

〔主治〕腰痛、月経痛、勃起不全

〔操作〕直刺 0.5 ～ 0.8 寸。灸は可。

33　**中膠** （ちゅうりょう）　BL33 （図 69）
〔位置〕仙骨部、第 3 後仙骨孔。

〔主治〕腰痛、便秘、月経不順

〔操作〕直刺 0.5 ～ 0.8 寸。灸は可。

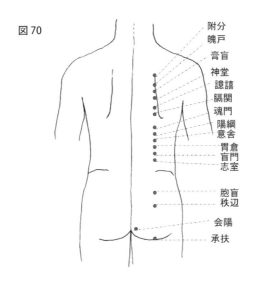

図70

附分
魄戸
膏肓
神堂
譩譆
膈関
魂門
陽綱
意舎
胃倉
肓門
志室
胞肓
秩辺
会陽
承扶

34　下髎 （げりょう）　BL34 （図69）

〔位置〕仙骨部、第4後仙骨孔。腰兪と同じ高さ。

〔主治〕腰痛、尿減少、便秘

〔操作〕直刺0.5～0.8寸。灸は可。

35　会陽 （えよう）　BL35 （図70）

〔位置〕殿部、尾骨下端外方5分。

〔主治〕痔疾患、下痢、勃起不全

〔操作〕直刺0.5～0.8寸。灸は可。

36　承扶 （しょうふ）　BL36 （図70、71、72）

〔位置〕殿部、殿溝の中点。

〔主治〕腰痛、痔疾患

〔操作〕直刺1.5～2.5寸。灸は可。

37　殷門 （いんもん）　BL37　＊重要穴 （図71、72）

〔位置〕大腿部後面、大腿二頭筋と半腱様筋の間、殿溝の下方6寸。

〔主治〕腰痛
〔操作〕直刺 1.5 〜 2.5 寸。灸は可。

38　浮郄 （ふげき） BL38 （図71、72）
〔位置〕膝後面、大腿二頭筋腱の内縁、膝窩横紋の上方 1 寸。
〔主治〕下肢神経障害
〔操作〕直刺 0.5 〜 0.8 寸。灸は可。

39　委陽 （いよう） BL39 （図71、72）
〔位置〕膝後外側、大腿二頭筋腱の内縁、膝窩横紋上。
〔主治〕尿閉、浮腫
〔操作〕直刺 0.5 〜 0.8 寸。灸は可。

40　委中 （いちゅう） BL40 　＊**重要穴** （図71、72）
〔位置〕膝後面、膝窩横紋の中点。
〔主治〕腰痛、片麻痺
〔操作〕直刺 0.5 〜 0.8 寸。灸は可。

41　附分 （ふぶん） BL41 （図70）
〔位置〕上背部、第 2 胸椎棘突起下縁と同じ高さ、後正中線の外方 3 寸。
〔主治〕肩背痛
〔操作〕斜刺 0.5 〜 0.8 寸。灸は可。

42　魄戸 （はっこ） BL42 （図70）
〔位置〕上背部、第 3 胸椎棘突起下縁と同じ高さ、後正中線の外方 3 寸。
〔主治〕肩背痛、気管支喘息
〔操作〕斜刺 0.5 〜 0.8 寸。灸は可。

43　膏肓 （こうこう） BL43 　＊**重要穴** （図70）
〔位置〕上背部、第 4 胸椎棘突起下縁と同じ高さ、後正中線の外方 3 寸。

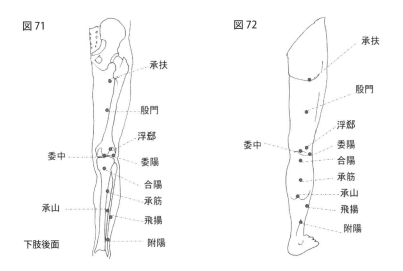

図71

承扶
殷門
浮郄
委中
委陽
合陽
承筋
承山
飛揚
下肢後面
附陽

図72

承扶
殷門
浮郄
委中
委陽
合陽
承筋
承山
飛揚
附陽

〔主治〕気管支喘息、虚証
〔操作〕斜刺0.5〜0.8寸。灸は可。

44　神堂（しんどう）BL44（図70）
〔位置〕上背部、第5胸椎棘突起下縁と同じ高さ、後正中線の外方3寸。
〔主治〕動悸、不眠
〔操作〕斜刺0.5〜0.8寸。灸は可。

45　譩譆（いき）BL45（図70）
〔位置〕上背部、第6胸椎棘突起下縁と同じ高さ、後正中線の外方3寸。
〔主治〕気管支喘息、肩背痛
〔操作〕斜刺0.5〜0.8寸。灸は可。

46　膈関（かくかん）BL46（図70）
〔位置〕上背部、第7胸椎棘突起下縁と同じ高さ、後正中線の外方3寸。
〔主治〕嚥下障害、げっぷ
〔操作〕斜刺0.5〜0.8寸。灸は可。

47　魂門 (こんもん)　BL47 (図70)

〔位置〕上背部、第9胸椎棘突起下縁と同じ高さ、後正中線の外方3寸。

〔主治〕悪心、胸が張る

〔操作〕斜刺 0.5 〜 0.8 寸。灸は可。

48　陽綱 (ようこう)　BL48 (図70)

〔位置〕上背部、第10胸椎棘突起下縁と同じ高さ、後正中線の外方3寸。

〔主治〕腹部膨満、下痢、黄疸、糖尿病

〔操作〕斜刺 0.5 〜 0.8 寸。灸は可。

49　意舎 (いしゃ)　BL49 (図70)

〔位置〕上背部、第11胸椎棘突起下縁と同じ高さ、後正中線の外方3寸。

〔主治〕腹部膨満、下痢

〔操作〕斜刺 0.5 〜 0.8 寸。灸は可。

50　胃倉 (いそう)　BL50 (図70)

〔位置〕上背部、第12胸椎棘突起下縁と同じ高さ、後正中線の外方3寸。

〔主治〕胃痛、腹部膨満

〔操作〕斜刺 0.5 〜 0.8 寸。灸は可。

51　肓門 (こうもん)　BL51 (図70)

〔位置〕腰部、第1腰椎棘突起下縁と同じ高さ、後正中線の外方3寸。

〔主治〕腹痛、乳腺炎

〔操作〕斜刺 0.5 〜 0.8 寸。灸は可。

52　志室 (ししつ)　BL52　＊重要穴 (図70)

〔位置〕腰部、第2腰椎棘突起下縁と同じ高さ、後正中線の外方3寸。

〔主治〕腰痛、勃起不全、尿減少

〔操作〕斜刺 0.5 〜 0.8 寸。灸は可。

53　胞肓 (ほうこう)　BL53 (図70)

〔位置〕殿部、第2後仙骨孔と同じ高さ、正中仙骨稜の外方3寸。

〔主治〕腰痛、便秘

〔操作〕直刺 0.5 ～ 0.8 寸。灸は可。

54　秩辺 (ちっぺん)　BL54 (図70)

〔位置〕殿部、第4後仙骨孔と同じ高さ、正中仙骨稜の外方3寸。

〔主治〕腰痛、下肢神経障害、痔疾患

〔操作〕直刺 1.5 ～ 3.0 寸。灸は可。

55　合陽 (ごうよう)　BL55 (図71、72)

〔位置〕下腿後面、腓腹筋外側頭と内側頭の間、膝窩横紋の下方2寸。

〔主治〕下肢神経障害、帯下

〔操作〕直刺 0.5 ～ 0.8 寸。灸は可。

56　承筋 (しょうきん)　BL56 (図71、72)

〔位置〕下腿後面、腓腹筋の両筋腹の間、膝窩横紋の下方5寸。

〔主治〕腰痛、腓腹筋痙攣、痔疾患

〔操作〕直刺 0.5 ～ 0.8 寸。灸は可。

57　承山 (しょうざん)　BL57　＊重要穴 (図71、72)

〔位置〕下腿後面、腓腹筋筋腹とアキレス腱の移行部。

〔主治〕腰痛、腓腹筋痙攣、痔疾患

〔操作〕直刺 1.0 ～ 1.5 寸。灸は可。

58　飛揚 (ひよう)　BL58 (図71、72)

〔位置〕下腿後外側、腓腹筋外側頭下縁とアキレス腱の間、崑崙の上方7寸。

〔主治〕腰痛、頭痛

〔操作〕直刺 0.7 ～ 1.0 寸。灸は可。

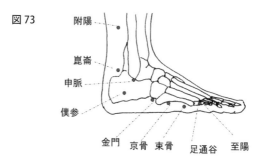

図73

附陽

崑崙

申脈

僕参

金門　京骨　束骨　足通谷　至陽

59　附陽（ふよう）BL59（図71、72、73）
〔位置〕下腿後外側、腓骨とアキレス腱の間、崑崙の上方3寸。
〔主治〕足底痛、感冒
〔操作〕直刺0.5〜0.8寸。灸は可。

60　崑崙（こんろん）BL60　＊重要穴（図73）
〔位置〕足関節後外側、外果尖とアキレス腱の間の陥凹部。
〔主治〕腰痛、頭痛
〔操作〕直刺0.5〜0.8寸。灸は可。

61　僕参（ぼくしん）BL61（図73）
〔位置〕足外側、崑崙の下方、踵骨外側、赤白肉際。
〔主治〕足底痛、嘔吐、てんかん
〔操作〕直刺0.3〜0.5寸。灸は可。

62　申脈（しんみゃく）BL62（図73）
〔位置〕足外側、外果尖の直下、外果下縁と踵骨の間の陥凹部。
〔主治〕腰痛、めまい、てんかん
〔操作〕直刺0.2〜0.3寸。灸は可。

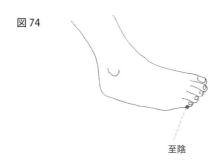

図74

至陰

63　金門（きんもん）　BL63　（図73）

〔位置〕足背、外果前縁の遠位、第5中足骨粗面の後方、立方骨下方の陥凹部。

〔主治〕痙攣性疾患、腰痛、頭痛

〔操作〕直刺0.3〜0.5寸。灸は可。

64　京骨（けいこつ）　BL64　（図73）

〔位置〕足外側、第5中足骨粗面の遠位、赤白肉際。

〔主治〕痙攣性疾患、腰痛、頭痛

〔操作〕直刺0.3〜0.5寸。灸は可。

65　束骨（そっこつ）　BL65　（図73）

〔位置〕足外側、第5中足指節関節の近位陥凹部、赤白肉際。

〔主治〕頭痛、痔疾患

〔操作〕直刺0.3〜0.5寸。灸は可。

66　足通谷（あしつうこく）　BL66　（図73）

〔位置〕足の第5指、第5中足指節関節の遠位外側陥凹部、赤白肉際。

〔主治〕頭痛

〔操作〕直刺0.2〜0.3寸。灸は可。

67　至陰（しいん）　BL67　＊重要穴　（図73、74）

〔位置〕足の第5指、末節骨外側、爪甲角の近位外方1分（指寸）、爪甲外側

縁の垂線と爪甲基底部の水平線の交点。

〔主治〕逆子、難産

〔操作〕直刺 0.1 〜 0.2 寸。三稜針で出血させる。灸は可。

〔症例〕30 歳の妊婦、200X 年 7 月 12 日、妊娠 30 週で逆子と診断されて、当院受診。両足の至陰に毎日灸をするように指導した。両足の至陰に、カマヤミニで灸をしたところ、2 週間で正常胎児の位置に戻った。9 月 10 日（39 週）、2900 グラムで無事出産した。（森由雄治験）

〔症例〕張仲文が横産を治療した。出産の時に先に手が出てしまい、いろいろな薬を用いたが効果はなかった。そこで、右足の小指の尖端（至陰）に小麦大の大きさのお灸を三壮したところすぐに出産した。（王執中『針灸資生経』）

［10］ **足の少陰腎経** (あしのしょういんじんけい)

　足の少陰腎経は、足底から下肢内側、腹部、胸部に分布する。泌尿器、下肢、腹部、胸部の疾患に応用される。

1　**湧泉** (ゆうせん) KI1　＊重要穴 (図75)
〔位置〕足底、足指屈曲時、足底の最陥凹部。
第2・第3指の間のみずかきと腫とを結ぶ線
上、みずかきから3分の1の所。

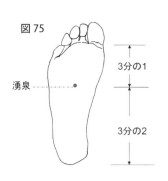

図75

3分の1

湧泉

3分の2

〔主治〕めまい、意識障害、熱中症
〔操作〕直刺0.5 ～ 0.8寸。灸は可。
〔症例〕四歳の小児。痙攣性疾患のため意識障害となった。私 (万全) は、湧泉に針をすると覚醒した。(万全『幼科発揮』)
〔症例〕陳自明は一人の小児を治療した。六日間意識障害で覚醒せず、痙攣性発作を生じた。諸薬は無効で、手足はまだ温かい。両足の湧泉に針して良くなり覚醒した。(魏之琇『続名医類案』)
〔症例〕ある人が脚気を患い、両下腿の骨から腰までの疼痛が夜間ひどくなる。湧泉に五十壮灸して、金液丹5日服用して治癒した。(竇材『扁鵲心書』)

2　**然谷** (ねんこく) KI2 (図76)
〔位置〕足内側、舟状骨粗面の下方、赤白肉際。内果の前下方で、舟状骨粗面の直下。
〔主治〕月経不順、勃起不全、湿疹
〔操作〕直刺0.5 ～ 0.8寸。灸は可。

3　**太渓** (たいけい) KI3　＊重要穴 (図76、77)
〔位置〕足関節後内側、内果尖とアキレス腱の間の陥凹部。
〔主治〕気管支喘息、月経不順、下痢
〔操作〕直刺0.5 ～ 0.8寸。灸は可。

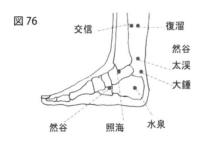

図76

交信　　　　　復溜
　　　　　　　然谷
　　　　　　　太渓
　　　　　　　大鍾
然谷　　照海　水泉

4　大鍾 （だいしょう）　KI4 （図76）

〔位置〕足内側、内果後下方、腫骨上方、アキレス腱付着部内側前方の陥凹部。

〔主治〕腰痛、咽頭痛

〔操作〕直刺 0.3 ～ 0.5 寸。灸は可。

5　水泉 （すいせん）　KI5 （図76）

〔位置〕足内側、太渓の下方 1 寸、腫骨隆起前方の陥凹部。

〔主治〕尿減少

〔操作〕直刺 0.3 ～ 0.5 寸。灸は可。

6　照海 （しょうかい）　KI6　＊重要穴 （図76）

〔位置〕足内側、内果尖の下方 1 寸、内果下方の陥凹部。

〔主治〕咽頭痛、便秘、精神疾患

〔操作〕直刺 0.5 ～ 0.8 寸。灸は可。

7　復溜 （ふくりゅう）　KI7　＊重要穴 （図76、77）

〔位置〕下腿後内側、アキレス腱の前縁、内果尖の上方 2 寸。

〔主治〕寝汗、下痢、浮腫

〔操作〕直刺 0.5 ～ 0.8 寸。灸は可。

8　交信 （こうしん）　KI8 （図76、77）

〔位置〕下腿内側、脛骨内縁の後方の陥凹部、内果尖の上方 2 寸。

〔主治〕月経不順、尿路感染症、便秘

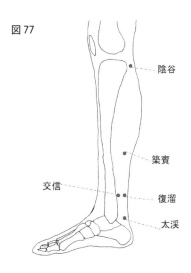

図 77

陰谷

築賓

交信

復溜

太渓

〔操作〕直刺 0.5 ～ 0.8 寸。灸は可。

9　築賓 （ちくひん）KI9 （図 77）

〔位置〕下腿後内側、ヒラメ筋とアキレス腱の間、内果尖の上方 5 寸。

〔主治〕てんかん、嘔吐

〔操作〕直刺 0.5 ～ 0.8 寸。灸は可。

10　陰谷 （いんこく）KI10　＊重要穴 （図 77）

〔位置〕膝後内側、半腱様筋腱の外縁、膝窩横紋上。

〔主治〕月経不順、勃起不全、尿減少

〔操作〕直刺 0.8 ～ 1.2 寸。灸は可。

11　横骨 （おうこつ）KI11 （図 78）

〔位置〕下腹部、臍中央の下方 5 寸、前正中線の外方 5 分。

〔主治〕勃起不全、腹痛、便秘

〔操作〕直刺 0.8 ～ 1.2 寸。灸は可。

図 78

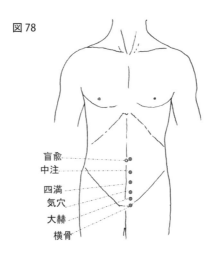

盲兪 ------
中注 ------

四満 ------
気穴 ------
大赫 ------
横骨 ------

12　大赫（だいかく）KI12（図 78）
〔位置〕下腹部、臍中央の下方 4 寸、前正中線の外方 5 分。
〔主治〕不妊症、月経不順
〔操作〕直刺 0.8 ～ 1.2 寸。灸は可。

13　気穴（きけつ）KI13（図 78）
〔位置〕下腹部、臍中央の下方 3 寸、前正中線の外方 5 分。
〔主治〕不妊症、月経痛、勃起不全
〔操作〕直刺 0.8 ～ 1.2 寸。灸は可。

14　四満（しまん）KI14（図 78）
〔位置〕下腹部、臍中央の下方 2 寸、前正中線の外方 5 分。
〔主治〕不妊症、月経痛
〔操作〕直刺 0.8 ～ 1.2 寸。灸は可。

15　中注（ちゅうちゅう）KI15（図 78）
〔位置〕下腹部、臍中央の下方 1 寸、前正中線の外方 5 分。
〔主治〕腹部膨満、嘔吐、下痢

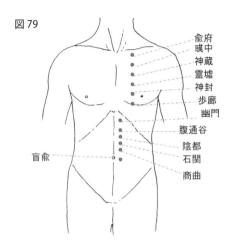

図79

俞府
彧中
神蔵
霊墟
神封
歩廊
幽門
腹通谷
陰都
石関
商曲
盲兪

〔操作〕直刺 0.8 ～ 1.2 寸。灸は可。

16　**盲兪** （こうゆ）　KI16　（図78、79）

〔位置〕上腹部、臍中央の外方 5 分。

〔主治〕便秘、腹部膨満

〔操作〕直刺 0.8 ～ 1.2 寸。灸は可。

17　**商曲** （しょうきょく）　KI17　（図79）

〔位置〕上腹部、臍中央の上方 2 寸、前正中線の外方 5 分。

〔主治〕腹部膨満、嘔吐、下痢

〔操作〕直刺 0.5 ～ 0.8 寸。灸は可。

18　**石関** （せきかん）　KI18　（図79）

〔位置〕上腹部、臍中央の上方 3 寸、前正中線の外方 5 分。

〔主治〕帯下、無月経

〔操作〕直刺 0.5 ～ 0.8 寸。灸は可。

19　陰都 （いんと）KI19 （図 79）

〔位置〕上腹部、臍中央の上方 4 寸、前正中線の外方 5 分。

〔主治〕腹部膨満、不妊症、便秘

〔操作〕直刺 0.5 ～ 0.8 寸。灸は可。

20　腹通谷 （はらつうこく）KI20 （図 79）

〔位置〕上腹部、臍中央の上方 5 寸、前正中線の外方 5 分。

〔主治〕腹痛、腹部膨満

〔操作〕直刺 0.5 ～ 0.8 寸。灸は可。

21　幽門 （ゆうもん）KI21 （図 79）

〔位置〕上腹部、臍中央の上方 6 寸、前正中線の外方 5 分。

〔主治〕嘔吐、腹痛

〔操作〕直刺 0.5 ～ 0.8 寸。灸は可。

22　歩廊 （ほろう）KI22 （図 79）

〔位置〕前胸部、第 5 肋間、前正中線の外方 2 寸。

〔主治〕気管支喘息、咳

〔操作〕斜刺 0.5 ～ 0.8 寸。灸は可。

23　神封 （しんぽう）KI23 （図 79）

〔位置〕前胸部、第 4 肋間、前正中線の外方 2 寸。

〔主治〕気管支喘息、動悸

〔操作〕斜刺 0.5 ～ 0.8 寸。灸は可。

24　霊墟 （れいきょ）KI24 （図 79）

〔位置〕前胸部、第 3 肋間、前正中線の外方 2 寸。

〔主治〕気管支喘息、動悸

〔操作〕斜刺 0.5 ～ 0.8 寸。灸は可。

25　神蔵 （しんぞう）　KI25　＊**重要穴**（図79）

〔位置〕前胸部、第2肋間、前正中線の外方2寸。

〔主治〕気管支喘息、胸痛

〔操作〕斜刺0.5～0.8寸。灸は可。

26　或中 （いくちゅう）　KI26（図79）

〔位置〕前胸部、第1肋間、前正中線の外方2寸。

〔主治〕気管支喘息、胸痛

〔操作〕斜刺0.5～0.8寸。灸は可。

27　兪府 （ゆふ）　KI27（図79）

〔位置〕前胸部、鎖骨下縁、前正中線の外方2寸。

〔主治〕咳、気管支喘息、嘔吐

〔操作〕斜刺0.5～0.8寸。灸は可。

［11］ 手の厥陰心包経 (てのけついんしんぽうけい)

　手の厥陰心包経は、胸部から起こり、上肢、手掌、第3指に分布する。心疾患、精神疾患などに応用される。

1　天池 (てんち)　PC1 (図80)
〔位置〕前胸部、第4肋間、前正中線の外方5寸。
〔主治〕咳、気管支喘息、胸痛
〔操作〕斜刺0.3～0.8寸。灸は可。

2　天泉 (てんせん)　PC2 (図80)
〔位置〕上腕前面、上腕二頭筋長頭と短頭の間、腋窩横紋前端の下方2寸。
〔主治〕上肢痛
〔操作〕斜刺0.5～0.8寸。灸は可。

3　曲沢 (きょくたく)　PC3 (図80、81)
〔位置〕肘前面、肘窩横紋上、上腕二頭筋腱内方の陥凹部。
〔主治〕上肢痛、嘔吐、下痢
〔操作〕直刺0.5～0.8寸。灸は可。

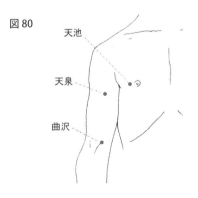

図80　天池　天泉　曲沢

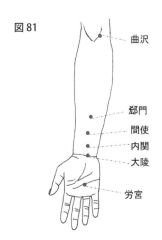

図81

曲沢

郄門
間使
内関
大陵

労宮

4 郄門 (げきもん) PC4 ＊**重要穴** (図81)

〔位置〕前腕前面、長掌筋腱と橈側手根屈筋腱の間。

〔主治〕胸痛、動悸

〔操作〕直刺 0.5 〜 0.8 寸。灸は可。

5 間使 (かんし) PC5 (図81)

〔位置〕前腕前面、長掌筋腱と橈側手根屈筋腱の間、手関節掌側横紋の上方 3 寸。

〔主治〕胸痛、精神疾患

〔操作〕直刺 0.5 〜 0.8 寸。灸は可。

6 内関 (ないかん) PC6 ＊**重要穴** (図81)

〔位置〕前腕前面、長掌筋腱と橈側手根屈筋腱の間、手関節掌側横紋の上方 2 寸。

〔主治〕胸痛、胃痛、嘔吐、不眠症

〔操作〕直刺 0.5 〜 0.8 寸。灸は可。

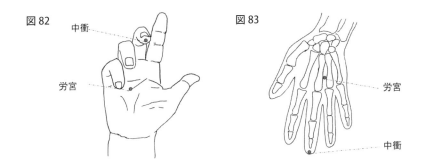

図82　中衝　労宮

図83　労宮　中衝

7　大陵 (だいりょう)　PC7　＊重要穴 (図81)

〔位置〕手関節前面、長掌筋腱と橈側手根屈筋腫の間、手関節掌側横紋上。
〔主治〕神経症
〔操作〕直刺0.3～0.5寸。灸は可。

8　労宮 (ろうきゅう)　PC8　＊重要穴 (図81、82、83)

〔位置〕手掌、第2・第3中手骨間、中手指節関節の近位陥凹部。手掌で第2・第3中手骨間、手を握ったとき、手掌面に触れる示指頭と中指頭との間に取る。
〔主治〕脳卒中の意識障害、てんかん
〔操作〕直刺0.3～0.5寸。灸は可。

9　中衝 (ちゅうしょう)　PC9　＊重要穴 (図82、83)

〔位置〕中指、中指先端中央。
〔主治〕意識障害、胸痛
〔操作〕直刺0.1～0.2寸。三稜針で出血させる。灸も可。
〔症例〕私 (万全) が、修行中の頃、二歳の小児が、痙攣性疾患でほとんど死にかけていた。患家は嘆き悲しむでいた。私は父親に、この子供は顔面の色はまだ脱していない。手足もまだ冷えていない。気が結ばれて痰が閉塞して悶絶したのであり、死んではいない、と説明した。艾をとって両手の中衝に灸をした。火は肉に及んで覚醒し大声をあげて泣いた。父母は皆喜んだ。(万全『幼科発揮』)

[12] 手の少陽三焦経 (てのしょうようさんしょうけい)

　手の少陽三焦経は、手第4指から起こり、手背、上肢、肩、背部、頚部、頭部、顔面に分布する。上肢、肩背部、頭部、耳疾患などに応用される。

1　**関衝** (かんしょう)　TE1　＊重要穴 (図84、85)
〔位置〕薬指、末節骨尺側、爪甲角から近位内方1分 (指寸)、爪甲尺側録の垂直線と爪甲基底部の水平線との交点。
〔主治〕発熱、意識障害
〔操作〕直刺0.1～0.2寸。三稜針で出血させる。灸も可。

2　**液門** (えきもん)　TE2 (図84、85)
〔位置〕手背、薬指と小指の間、みずかきの近位陥凹部、赤白肉際。
〔主治〕頭痛、耳鳴り、難聴
〔操作〕直刺0.3～0.5寸。灸は可。

3　**中渚** (ちゅうしょ)　TE3　＊重要穴 (図84、85)
〔位置〕手背、第4、第5中手骨間、第4中手指節関節近位の陥凹部。
〔主治〕耳鳴り、発熱
〔操作〕直刺0.3～0.5寸。灸は可。

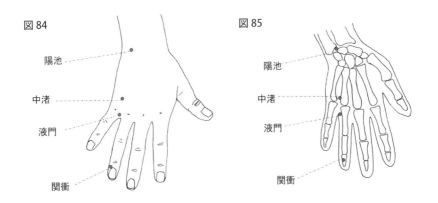

図84
陽池
中渚
液門
関衝

図85
陽池
中渚
液門
関衝

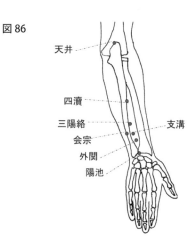

図86

天井
四瀆
三陽絡 ‥‥ 支溝
会宗
外関
陽池

4 陽池 （ようち） TE4 ＊重要穴 （図84、85、86）
〔位置〕手関節後面、総指伸筋腱の尺側陥凹部、手関節背側横紋上。
〔主治〕耳鳴り、糖尿病
〔操作〕直刺0.3〜0.5寸。灸は可。

5 外関 （がいかん） TE5 ＊重要穴 （図86）
〔位置〕前腕後面、橈骨と尺骨の骨間の中点、手関節背側横紋の上方2寸。
〔主治〕発熱、頭痛、耳鳴り、難聴
〔操作〕直刺0.5〜0.8寸。灸は可。

6 支溝 （しこう） TE6 ＊重要穴 （図86）
〔位置〕前腕後面、橈骨と尺骨の骨間の中点、手関節背側横紋の上方3寸。
〔主治〕便秘、耳鳴り、難聴
〔操作〕直刺0.5〜0.8寸。灸は可。

7 会宗 （えそう） TE7 （図86）
〔位置〕前腕後面、尺骨の橈側縁、手関節背側横紋の上方3寸。
〔主治〕頭痛、耳鳴り、難聴、上肢痛

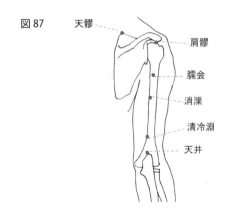

図87　天髎
肩髎
臑会
消濼
清冷淵
天井

〔操作〕直刺0.5〜0.8寸。灸は可。

8　三陽絡 (さんようらく) TE8 (図86)
〔位置〕前腕後面、橈骨と尺骨の骨間の中点、手関節背側横紋の上方4寸。
〔主治〕上肢痛、耳鳴り、難聴
〔操作〕直刺0.5〜0.8寸。灸は可。

9　四瀆 (しとく) TE9 (図86)
〔位置〕前腕後面、橈骨と尺骨の骨間の中点、肘頭の下方5寸。
〔主治〕耳鳴り、歯痛、片頭痛
〔操作〕直刺0.5〜0.8寸。灸は可。

10　天井 (てんせい) TE10 (図86、87)
〔位置〕肘後面、肘頭の上方1寸、陥凹部。肘を屈曲させて取る。
〔主治〕肘関節痛、片頭痛
〔操作〕直刺0.5〜0.8寸。灸は可。

11　清冷淵 (せいれいえん) TE11 (図87)
〔位置〕上腕後面、肘頭と肩峰角を結ぶ線上、肘頭の上方2寸。
〔主治〕上肢痛、頭痛

〔操作〕直刺 0.5 〜 0.8 寸。灸は可。

12 消濼 （しょうれき） TE12 （図87）
〔位置〕上腕後面、肘頭と肩峰角を結ぶ線上、肘頭の上方 5 寸。
〔主治〕頭痛、歯痛
〔操作〕直刺 0.8 〜 1.2 寸。灸は可。

13 臑会 （じゅえ） TE13 （図87）
〔位置〕上腕後面、三角筋の後下縁、肩峰角の下方 3 寸。
〔主治〕肩関節痛、肩関節周囲炎
〔操作〕直刺 1.0 〜 1.5 寸。灸は可。

14 肩髎 （けんりょう） TE14　＊重要穴 （図87）
〔位置〕肩周囲部、肩峰角と上腕骨大結節の間の陥凹部。肩関節を水平に挙上した時、肩峰の前後に現れる 2 つの陥凹部のうちの後ろの陥凹部。
〔主治〕肩関節周囲炎、蕁麻疹
〔操作〕直刺 0.5 〜 0.8 寸。灸は可。

15 天髎 （てんりょう） TE15 （図87）
〔位置〕肩甲部、肩甲骨上角の上方陥凹部。肩井と曲垣との中点。
〔主治〕肩関節周囲炎
〔操作〕直刺 0.5 〜 0.8 寸。灸は可。

16 天牖 （てんゆう） TE16 （図88）
〔位置〕前頚部、下顎角と同じ高さ、胸鎖乳突筋後方の陥凹部。
〔主治〕頭痛、突発性難聴
〔操作〕直刺 0.5 〜 0.8 寸。灸は可。

17 翳風 （えいふう） TE17　＊重要穴 （図88）
〔位置〕前頚部、耳垂後方、乳様突起下端前方の陥凹部。

図88

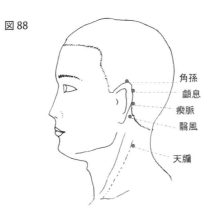

角孫
顱息
瘈脈
翳風
天牖

〔主治〕顔面神経麻痺、耳鳴り、難聴
〔操作〕直刺 0.5 〜 0.8 寸。灸は可。

18　**瘈脈** (けいみゃく)　TE18（図88）
〔位置〕頭部、乳様突起の中央、翳風と角孫を結ぶ (耳の輪郭に沿つた) 曲線上、翳風から 3 分の 1。
〔主治〕耳鳴り、難聴、頭痛
〔操作〕直刺 0.3 〜 0.5 寸。灸は可。

19　**顱息** (ろそく)　TE19（図88）
〔位置〕頭部、翳風と角孫を結ぶ (耳の輪郭に沿った) 曲線上で、翳風から 3 分の 2。
〔主治〕耳鳴り、難聴、頭痛
〔操作〕平刺 0.3 〜 0.5 寸。灸は可。

20　**角孫** (かくそん)　TE20（図88）
〔位置〕頭部、耳尖のあたる所。耳を前方に折り曲げて、耳尖が頭に触れる所。
〔主治〕片頭痛、歯痛
〔操作〕平刺 0.3 〜 0.5 寸。灸は可。

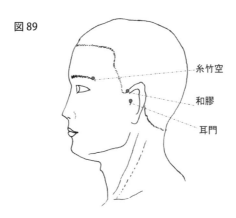

図89

糸竹空

和膠

耳門

21　耳門 (じもん)　TE21　＊重要穴（図89）

〔位置〕顔面部、耳珠上の切痕と下顎骨の関節突起の間、陥凹部。耳珠の前上方で頬骨弓の後端。

〔主治〕耳鳴り、難聴

〔操作〕直刺 0.5 〜 0.8 寸。灸は可。

22　和膠 (わりょう)　TE22（図89）

〔位置〕頭部、もみあげの後方、耳介の付け根の前方、浅側頭動脈の後方。頬骨弓後端の上縁。

〔主治〕顔面神経麻痺、耳鳴り

〔操作〕斜刺 0.3 〜 0.5 寸。灸は可。

23　糸竹空 (しちくくう)　TE23（図89）

〔位置〕頭部、眉毛外端の陥凹部。

〔主治〕頭痛、顔面神経麻痺、めまい

〔操作〕平刺 0.5 〜 1.0 寸。灸は可。

［13］足の少陽胆経 (あしのしょうようたんけい)

　足の少陽胆経は、顔面から起こり、頭部、頚部、胸部、腹部、腰部、下肢側面、足外側、第4趾に分布する。上肢、頭部、耳、肝胆の疾患などに応用される。

1　瞳子髎 (どうしりょう)　GB1 (図90)
〔位置〕頭部、外眼角の外方5分、陥凹部。
〔主治〕顔面神経麻痺、頭痛、めまい
〔操作〕後方に向けて斜刺0.5〜0.8寸。灸は禁ずる。

2　聴会 (ちょうえ)　GB2　＊重要穴 (図90)
〔位置〕顔面部、珠間切痕と下顎骨関節突起の間、陥凹部。口を開けると珠間切痕の前方にできる陥凹部。
〔主治〕耳鳴り、めまい、頭痛
〔操作〕直刺04〜0.8寸。灸は可。

3　上関 (じょうかん)　GB3 (図90)
〔位置〕頭部、頬骨弓中央の上際陥凹部。
〔主治〕顔面神経麻痺、頭痛、耳鳴り
〔操作〕直刺04〜0.8寸。灸は可。

4　頷厭 (がんえん)　GB4 (図90)
〔位置〕頭部、頭維と曲鬢を結ぶ曲線上、頭維から4分の1。
〔主治〕片頭痛、耳鳴り、めまい
〔操作〕平刺0.3〜0.5寸。灸は可。

5　懸顱 (けんろ)　GB5 (図90)
〔位置〕頭部、頭維と曲鬢を結ぶ曲線上の中点。
〔主治〕片頭痛、顔面痛

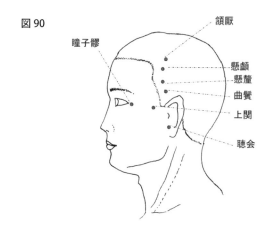

図90

瞳子髎

頷厭

懸顱
懸釐
曲鬢
上関

聴会

〔操作〕平刺 0.5 ～ 0.8 寸。灸は可。

6 懸釐 （けんり） GB6 （図90）

〔位置〕頭部、頭維と曲鬢を結ぶ曲線上、頭維から 4 分の 3。

〔主治〕頭痛、めまい

〔操作〕平刺 0.5 ～ 0.8 寸。灸は可。

7 曲鬢 （きょくびん） GB7 （図90）

〔位置〕頭部、もみあげ後縁の垂線と耳尖の水平線の交点。

〔主治〕頭痛、めまい

〔操作〕平刺 0.5 ～ 0.8 寸。灸は可。

8 率谷 （そっこく） GB8 ＊重要穴 （図91）

〔位置〕頭部、耳尖の直上、髪際の上方 1.5 寸。

〔主治〕頭痛、めまい、顔面神経麻痺

〔操作〕平刺 0.5 ～ 0.8 寸。灸は可。

9 天衝 （てんしょう） GB9 （図91）

〔位置〕頭部、耳介の付け根の後縁の直上、髪際の上方 2 寸。率谷の後方

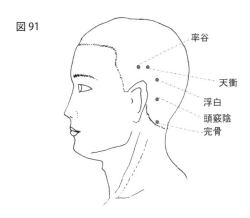

図91

率谷

天衝

浮白
頭竅陰
完骨

0.5 寸。

〔主治〕頭痛、めまい

〔操作〕平刺 0.5 ～ 0.8 寸。灸は可。

10 浮白 (ふはく) GB10 (図91)

〔位置〕頭部、乳様突起の後上方、天衝と完骨を結ぶ（耳の輪郭に沿った）曲線上、天衝から 3 分の 1。

〔主治〕頭痛、耳鳴り

〔操作〕平刺 0.5 ～ 0.8 寸。灸は可。

11 頭竅陰 (あたまきょういん) GB11 (図91)

〔位置〕頭部、乳様突起の後上方、天衝と完骨を結ぶ（耳の輪郭に沿った）曲線上、天衝から 3 分の 2。

〔主治〕頭痛、耳鳴り、めまい

〔操作〕平刺 0.5 ～ 0.8 寸。灸は可。

12 完骨 (かんこつ) GB12 ＊重要穴 (図91)

〔位置〕前頚部、乳様突起の後下方、陥凹部。

〔主治〕顔面神経麻痺、頭痛

〔操作〕斜刺 0.5 ～ 0.8 寸。

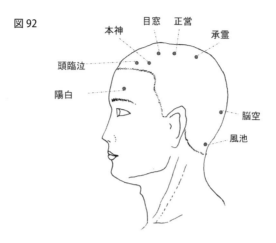

図92

〔本神〕〔目窓〕〔正営〕〔承霊〕〔頭臨泣〕〔陽白〕〔脳空〕〔風池〕

13　**本神** （ほんじん）　GB13 （**図92**）

〔位置〕頭部、前髪際の後方5分、正中線の外方3寸。神庭と頭維を結ぶ曲線を3等分し、神庭から3分の2。

〔主治〕頭痛、てんかん

〔操作〕平刺0.5～0.8寸。灸は可。

14　**陽白** （ようはく）　GB14 （**図92**）

〔位置〕眉の上方1寸、瞳孔の直上。

〔主治〕顔面神経麻痺、眼瞼痙攣、頭痛

〔操作〕平刺0.5～0.8寸。灸は可。

15　**頭臨泣** （あたまりんきゅう）　GB15 （**図92**）

〔位置〕頭部、前髪際から入ること5分、瞳孔の直上。神庭と頭維を結ぶ曲線の中点。

〔主治〕頭痛、めまい

〔操作〕平刺0.5～0.8寸。灸は可。

16　**目窓** （もくそう）　GB16 （**図92**）

〔位置〕頭部、前髪際から入ること1.5寸、瞳孔の直上。

〔主治〕頭痛、めまい
〔操作〕平刺 0.5 〜 0.8 寸。灸は可。

17　正営 （しょうえい）　GB17 （図 92）
〔位置〕頭部、前髪際から入ること 2.5 寸、瞳孔の直上。頭臨泣の上方 2 寸。
〔主治〕頭痛、めまい
〔操作〕平刺 0.5 〜 0.8 寸。灸は可。

18　承霊 （しょうれい）　GB18 （図 92）
〔位置〕頭部、前髪際から入ること 4 寸、瞳孔の直上。通天の外方、正営の後方 1.5 寸。
〔主治〕頭痛、めまい
〔操作〕平刺 0.5 〜 0.8 寸。灸は可。

19　脳空 （のうくう）　GB19 （図 92）
〔位置〕頭部、外後頭隆起上縁と同じ高さ、風池の直上。脳戸と同じ高さ。
〔主治〕頭痛、てんかん
〔操作〕平刺 0.5 〜 0.8 寸。灸は可。

20　風池 （ふうち）　GB20　＊重要穴 （図 92）
〔位置〕前頚部、後頭骨の下方、胸鎖乳突筋と僧帽筋の起始部の間、陥凹部。風府に並ぶ。
〔主治〕顔面神経麻痺、頭痛
〔操作〕対側の瞳孔に向かって斜刺 0.5 〜 0.8 寸。灸は可。

21　肩井 （けんせい）　GB21 （図 93）
〔位置〕後頚部、第 7 頚椎棘突起と肩峰外縁を結ぶ線上の中点。
〔主治〕肩背痛、乳腺炎
〔操作〕斜刺 0.5 〜 0.8 寸。灸は可。

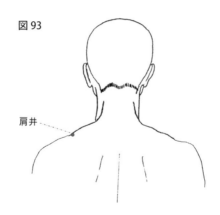

図93

肩井----

22　淵腋（えんえき）GB22（図94）
〔位置〕側胸部、第4肋間、中腋窩線上。
〔主治〕胸痛、胸満
〔操作〕平刺0.5〜0.8寸。灸は可。

23　輒筋（ちょうきん）GB23（図94）
〔位置〕側胸部、第4肋間、中腋窩線の前方1寸。
〔主治〕胸肋痛、気管支喘息
〔操作〕平刺0.5〜0.8寸。灸は可。

24　日月（じつげつ）GB24（図94、95）
〔位置〕前胸部、第7肋間、前正中線の外方4寸。
〔主治〕肋骨痛、胃痛、嘔吐
〔操作〕平刺0.5〜0.8寸。灸は可。

25　京門（きょうもん）GB25（図94、95、97）
〔位置〕側腹部、第12肋骨端下縁。
〔主治〕脇肋痛、腹部膨満、腰痛
〔操作〕斜刺0.5〜0.8寸。灸は可。

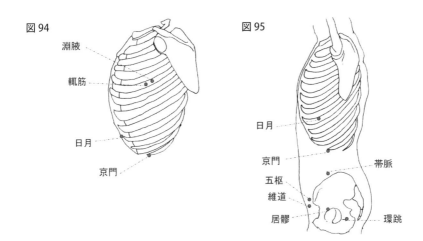

図94　図95

淵腋
輒筋
日月
京門

日月
京門
五枢
維道
居髎
帯脈
環跳

26　帯脈（たいみゃく）　GB26（図95、97）
〔位置〕側腹部、第11肋骨端下方、臍中央と同じ高さ。
〔主治〕腰痛、月経不順、腹痛
〔操作〕斜刺0.5〜0.8寸。灸は可。

27　五枢（ごすう）　GB27（図95、97）
〔位置〕下腹部、臍中央の下方3寸、上前腸骨棘の内方。
〔主治〕下腹部痛、月経不順、便秘
〔操作〕直刺1.0〜1.5寸。灸は可。

28　維道（いどう）　GB28（図95、97）
〔位置〕下腹部、上前腸骨棘の内下方0.5寸。
〔主治〕月経不順、腰痛、浮腫
〔操作〕前下方に向かって斜刺1.0〜1.5寸。

29　居髎（きょりょう）　GB29（図95、97）
〔位置〕殿部、上前腸骨棘と大転子頂点の中点。
〔主治〕腰痛、片麻痺
〔操作〕直刺または斜刺1.5〜2.0寸。灸は可。

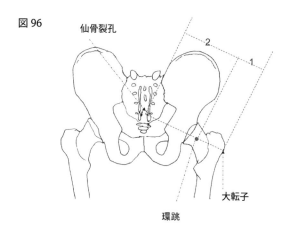

図 96

仙骨裂孔

大転子

環跳

30 環跳 (かんちょう) GB30 ＊重要穴 (図 95、96)

〔位置〕殿部、大腿骨太転子の頂点と仙骨裂孔を結ぶ線上、大転子頂点から3分の1。

〔主治〕腰痛、片麻痺

〔操作〕直刺 2.0 〜 3.0 寸。灸は可。

31 風市 (ふうし) GB31 ＊重要穴 (図 98)

〔位置〕大腿部外側、直立して腕を下垂し、手掌を大腿部に付けたとき、中指の先端があたる腸脛靭帯の後方陥凹部。

〔主治〕片麻痺、膝痛

〔操作〕直刺 1.5 〜 2.5 寸。灸は可。

〔症例〕開封に蔡という役人がいた。突然に足の裏から腰まで虫がいるような感覚がして、筆を落として眩暈がして倒れてしまった。しばらくして覚醒した。兪山人でなければこの病気は治療できないと言われた。兪山人を呼んだ。兪山人は、これはまさに脚気であり風市に灸すべきであるとして一壮灸を行って、回復した。翌日病が再発した。兪は、病を除くには千壮しなければなおらないと言い、五百壮灸をして治癒した。(江瓘『名医類案』)

図97

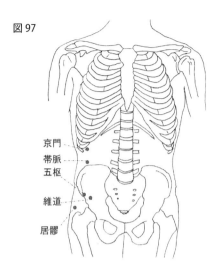

京門
帯脈
五枢
維道
居膠

32　中瀆（ちゅうとく）　GB32（図98）
〔位置〕大腿部外側、腸脛靭帯の後方で、膝窩横紋の上方7寸。
〔主治〕片麻痺、足知覚障害
〔操作〕直刺1.5～2.5寸。灸は可。

33　膝陽関（ひざようかん）　GB33（図98）
〔位置〕膝外側、大腿二頭筋腱と腸脛靭帯の間の陥凹部、大腿骨外側上顆の後上縁。
〔主治〕変形性膝関節症、下腿知覚障害
〔操作〕直刺1.0～2.0寸。灸は可。

34　陽陵泉（ようりょうせん）　GB34　＊重要穴（図98）
〔位置〕下腿外側、腓骨頭前下方の陥凹部。
〔主治〕下肢神経障害、変形性膝関節症
〔操作〕直刺1.0～1.5寸。灸は可。
〔症例〕腰背中が曲がってせむしのような者がいた。これは筋病と診断し、陽陵泉に灸するとすぐ治癒した。（王執中『針灸資生経』）

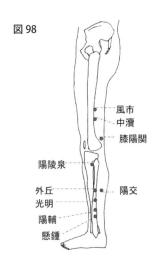

図98

風市
中瀆
膝陽関
陽陵泉
外丘　　　陽交
光明
陽輔
懸鍾

35　陽交 (ようこう)　GB35 (図98)

〔位置〕下腿外側、腓骨の後方、外果尖の上方7寸。

〔主治〕変形性膝関節症、腰痛

〔操作〕直刺1.0～1.5寸。灸は可。

36　外丘 (がいきゅう)　GB36 (図98)

〔位置〕下腿外側、腓骨の前方、外果尖の上方7寸。

〔主治〕下肢疼痛、頚部痛

〔操作〕直刺1.0～1.5寸。灸は可。

37　光明 (こうめい)　GB37 (図98)

〔位置〕下腿外側、腓骨の前方、外果尖の上方5寸。

〔主治〕眼痛、下肢神経障害

〔操作〕直刺0.8～1.2寸。灸は可。

38　陽輔 (ようほ)　GB38 (図98)

〔位置〕下腿外側、腓骨の前方、外果尖の上方4寸。

〔主治〕頭痛、変形性膝関節症、下肢疼痛
〔操作〕直刺0.8〜1.2寸。灸は可。

39　懸鍾 (けんしょう) GB39　＊重要穴 (図98)

〔位置〕下腿外側、腓骨の前方、外果尖の上方3寸。
〔主治〕腰痛、片麻痺
〔操作〕直刺0.5〜0.8寸。灸は可。
〔症例〕ある人が下肢が弱くなり痩せ細る病気になった。足三里、絶骨 (懸鍾) に灸して回復した。(王執中『針灸資生経』)

40　丘墟 (きゅうきょ) GB40 (図99)

〔位置〕足関節前外側、長指伸筋腱外側の陥凹部、外果尖の前下方。抵抗に抗して足の第2指から第5指を伸展させて現れた長指伸筋腱の外側陥凹中。
〔主治〕頚部痛、下肢神経障害
〔操作〕直刺0.5〜0.8寸。灸も可。

41　足臨泣 (あしりんきゅう) GB41　＊重要穴 (図100、101)

〔位置〕足背、第4・第5中足骨底接合部の遠位、第5指の長指伸筋腱外側の陥凹部。
〔主治〕頭痛、眼痛
〔操作〕直刺0.5〜0.8寸。灸は可。

42　地五会 (ちごえ) GB42 (図100、101)

〔位置〕足背、第4・第5中足骨間、第4中足指節関節近位の陥凹部。
〔主治〕頭痛、めまい、耳鳴り
〔操作〕直刺0.5〜0.8寸。灸は可。

43　侠渓 (きょうけい) GB43 (図100、101)

〔位置〕足背、第4、第5指間、みずかきの近位、赤白肉際。
〔主治〕頭痛、めまい、耳鳴り

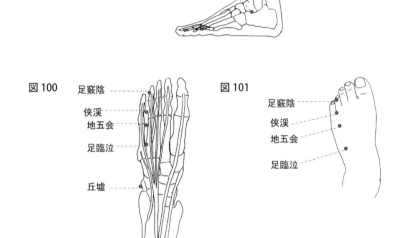

図99　丘墟

図100　足竅陰　侠渓　地五会　足臨泣　丘墟

図101　足竅陰　侠渓　地五会　足臨泣

〔操作〕直刺0.5〜0.8寸。灸は可。

44　足竅陰（あしきょういん）GB44　＊**重要穴**（図100、101）
〔位置〕足の第4指、末節骨外側、爪甲角の近位外方1分（指寸）、爪甲外側
縁の垂線と爪甲基底部の水平線との交点。
〔主治〕頭痛、めまい、耳鳴り、難聴
〔操作〕直刺0.1〜0.2寸。三稜針で出血させる。灸も可。

［14］ **足の厥陰肝経** (あしのけついんかんけい)

　足の厥陰肝経は、足母趾から起こり、下肢内側、腹部、胸部に分布する。泌尿器、腹部、胸部の疾患などに応用される。

1　**大敦** (だいとん)　LR1　＊**重要穴**（**図 102、103**）

〔位置〕足の第 1 指、末節骨外側、爪甲角の近位外側 0.1 寸（指寸）、爪甲外側の垂直線と爪甲基底部の水平線との交点。

〔主治〕性器出血、無月経

〔操作〕直刺 0.1 ～ 0.2 寸。三稜針で出血させる。灸も可。

〔症例〕ある男が腹部に急に痛みを生じ耐え難い状態であり、街中で倒れた。張子和が診察した。邪気が足の厥陰の絡脈にあるため突然腹痛と睾丸痛が生じたのである。大敦の二穴を瀉したところ、痛みはすぐに治った。（張子和『儒門事親』）

〔症例〕ある人が水を飲んだ後に、左の睾丸のひどい痛みが生じた。大敦に灸をして、摩腰膏を塗り、温湿布で温めたところ、痛みはすぐ止んだ。（江瓘『名医類案』）

2　**行間** (こうかん)　LR2　＊**重要穴**（**図 102、103**）

〔位置〕足背、第 1、第 2 指間、みずかきの近位、赤白肉際。

〔主治〕頭痛、月経痛

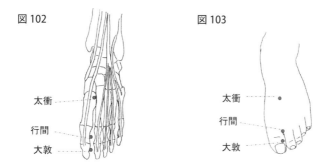

図 102　　　　図 103

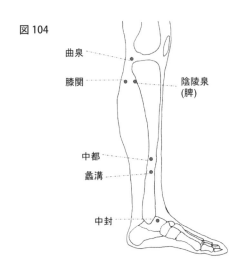

図 104

曲泉

膝関

陰陵泉
(脾)

中都

蠡溝

中封

〔操作〕直刺 0.5 ～ 0.8 寸。灸は可。

3　太衝（たいしょう）LR3　＊**重要穴**（図 102、103）
〔位置〕足背、第 1、第 2 中足骨間、中足骨底接合部遠位の陥凹部、足背動脈拍動部。第 1・第 2 中足骨間を指頭で撫で上げた時、指が止まる所。
〔主治〕下肢神経障害、月経不順、腹部膨満
〔操作〕直刺 0.5 ～ 0.8 寸。灸は可。

4　中封（ちゅうほう）LR4（図 104）
〔位置〕足関節前内側、前脛骨筋腱内側の陥凹部、内果尖の前方。
〔主治〕腰痛、陰茎痛、下腹部痛
〔操作〕直刺 0.5 ～ 0.8 寸。灸は可。

5　蠡溝（れいこう）LR5（図 104）
〔位置〕下腿前内側、脛骨内側面の中央、内果尖の上方 5 寸。
〔主治〕睾丸腫痛、陰部湿疹、月経不順
〔操作〕平刺 0.5 ～ 0.8 寸。灸は可。

図105

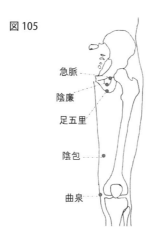

急脈

陰廉

足五里

陰包

曲泉

6　中都（ちゅうと）　LR6　**（図104）**

〔位置〕下腿前内側、脛骨内側面の中央、内果尖の上方7寸。

〔主治〕腹痛、性器出血

〔操作〕平刺0.5〜0.8寸。灸は可。

7　膝関（しつかん）　LR7　**（図104）**

〔位置〕下腿脛骨面、脛骨内側顆の下方、陰陵泉の後方1寸。

〔主治〕変形性膝関節症、下肢神経障害

〔操作〕直刺0.5〜0.8寸。灸は可。

8　曲泉（きょくせん）　LR8　**（図104、105）**

〔位置〕膝内側、半腱・半膜様筋腱内側の陥凹部、膝窩横紋の内側端。膝を屈曲し、膝窩横紋内端で最も明らかな腱の内側陥凹部。

〔主治〕月経不順、腹痛、尿減少

〔操作〕直刺0.5〜0.8寸。灸は可。

9　陰包（いんぽう）　LR9　**（図105）**

〔位置〕大腿部内側、薄筋と縫工筋の間、膝蓋骨底の上方4寸。

〔主治〕腹痛、月経不順、腰痛

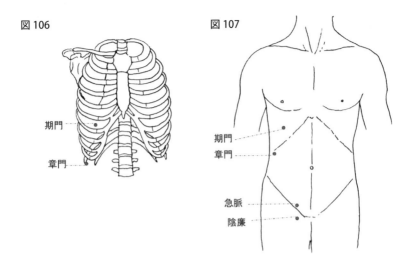

図106　　　　　　　　　　図107

期門

章門

期門

章門

急脈

陰廉

〔操作〕直刺0.5～0.8寸。灸は可。

10　足五里 （あしごり）　LR10 （図105）
〔位置〕大腿部内側、気衝の下方3寸、動脈拍動部。
〔主治〕尿減少、下腹部痛、陰部湿疹
〔操作〕直刺0.5～0.8寸。灸は可。

11　陰廉 （いんれん）　LR11 （図105、107）
〔位置〕大腿部内側、気衝の下方2寸。
〔主治〕下腹部痛、月経不順
〔操作〕直刺0.5～0.8寸。灸は可。

12　急脈 （きゅうみゃく）　LR12 （図105、107）
〔位置〕蹊径部、恥骨結合上縁と同じ高さ、前正中線の外方2.5寸。
〔主治〕下腹部痛、陰茎痛
〔操作〕直刺0.5～0.8寸。灸は可。

13　章門 (しょうもん)　LR13　＊重要穴（図106、107）

〔位置〕側腹部、第11肋骨端下縁。

〔主治〕下痢、腹部膨満、腹痛

〔操作〕斜刺0.5〜0.8寸。灸は可。

〔症例〕戊寅（1578年）冬、張相公の孫が半年下痢が続いている。薬は無効。張相公は、私（楊継洲）に治療を命じた。張相公は、昔翰林（役所の名前）の時、腹部の病気にかかった時、飲食することができず、薬も無効であった。そこで中脘、章門に灸したところすぐに飲食が可能となり、神の様な効果であった。今、孫は下痢していて食事が取れない。針灸はどうかと質問した。私は、下痢が長期であり、体の様子も変化して、元気を少し回復させ、その後に針灸をするのが良いでしょうと答えた。華岑公子が言うには、すでに危篤状態で、時間の余裕がないのですぐに治療を希望した。すぐに中脘、章門に針灸をしたところ飲食できるようになった。（楊継洲『針灸大成』）

14　期門 (きもん)　LR14　＊重要穴（図106、107）

〔位置〕前胸部、第6肋間、前正中線の外方4寸。乳頭中央の下方で、巨闕の外方4寸。

〔主治〕胸脇痛、嘔吐

〔操作〕斜刺0.5〜0.8寸。灸は可。

〔症例〕陳良甫は、許秘書官の治療を行った。下痢と嘔吐が止まず、諸薬は無効であった。期門に灸をして三壮を行う前に治癒した。（魏之琇『続名医類案』）

Ⅲ　治療篇

針灸学の基本と臨床を学んで以来、現代医学で難治と言われた、顔面神経麻痺、外転神経麻痺など多くの患者さんの治療を行ってきた。これらの疾患を含めて少数の疾患ではあるが、以下の疾患について、治療の要点を紹介する。

1. 顔面神経麻痺
2. 三叉神経痛
3. 外転神経麻痺
4. 腰痛症
5. 肩関節周囲炎
6. 変形性膝関節症
7. 耳鳴り
8. めまい
9. 胃痛
10. 下痢
11. 便秘
12. アトピー性皮膚炎（湿疹）
13. 蕁麻疹
14. 帯状疱疹
15. 感冒
16. 気管支喘息
17. 不眠症
18. 勃起不全

　針のサイズは、通常長さ 30㎜（1 寸）、直径 0.20㎜のディスポ針を用いる。その他、1.3 寸、2 寸なども用意しておくと役立つ。皮膚は、きちんとアルコールで消毒して、針は必ず 1 回 1 回使い捨てとする。病気によっては、皮内針も有効である。針灸の道具は、インターネットで針灸用具の問屋から入手可能である。

　治療の一例としては、15 ～ 20 分置針し、1 日 1 回、或いは 2 日に 1 回、10 回で 1 クールとして行う。針の操作として注意すべきことは、深く刺し過ぎないことである。中国で出版された本の中には、かなり深く刺すように記載されているものがあるので注意すべきである。自らの解剖学の知識を基に、適切に判断すべきである。

1.　顔面神経麻痺 (図108)

　ベル麻痺、ラムゼーハント症候群も同じ治療をする。

〔治療〕

　風池、完骨、翳風、地倉、頬車、陽白、攢竹、糸竹空、四白、下関、巨髎、承漿、水溝、合谷を取る。

〔操作〕

　風池は、対側の眼球方向へ直刺0.8寸。完骨は、下方に向かって斜刺0.5寸。翳風は、鼻尖の方向に向けて0.8寸刺す。地倉は、頬車の方向へ平刺0.5寸。頬車は、直刺0.3寸。陽白は、瞳孔に向かって平刺0.5寸。攢竹は、外方に向かって平刺0.5寸。糸竹空は、後方に向かって平刺0.5寸。四白は、直刺0.5寸。下関は、直刺0.4寸。巨髎は、直刺0.3寸。承漿は、麻痺側に向かって平刺0.5寸。水溝は、麻痺側に向かって平刺0.5寸。合谷は、直刺0.5寸 (図133)。

図108

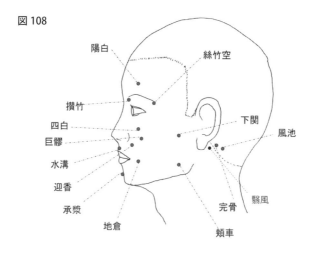

2. 三叉神経痛 (図 109)

〔治療〕
　風池、翳風、四白、下関、攢竹、太陽、顴髎、頬車、迎香、合谷を取る。
〔操作〕
　風池は、対側の眼球方向へ直刺 0.8 寸。翳風は、鼻尖の方向に向けて 0.8
寸刺す。四白は、直刺 0.5 寸。下関は、直刺 0.4 寸。攢竹は、外方に向かっ
て平刺 0.5 寸。太陽は、下方に向けて斜刺 0.8 寸。顴髎は、直刺 0.5 寸。頬
車は、地倉の方向へ平刺 0.5 寸。迎香は、鼻の方向に斜刺 0.3 寸。合谷は、
直刺 0.5 寸 (図 133)。

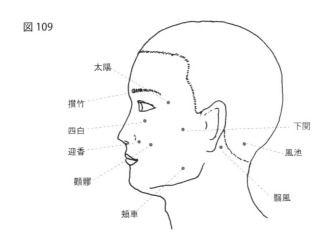

図 109

太陽
攢竹
四白
迎香
顴髎
頬車
下関
風池
翳風

3. 外転神経麻痺 (図110)

〔治療〕
　陽白、攢竹、糸竹空、太陽、風池、合谷、太衝、天柱、瞳子髎を取る。
〔操作〕
　陽白は、魚腰の方向へ平刺0.3寸。攢竹は、糸竹空の方向へ平刺0.5寸。
糸竹空は、後方に向かって平刺0.5寸。太陽は、下方に向けて斜刺0.8寸。
風池は、対側の眼球方向へ直刺0.8寸。合谷は、直刺0.5寸 (図133)。太衝は、
上の方向に斜刺0.5寸 (図120)。天柱は、直刺0.8寸。灸は可。瞳子髎は、
外方へ平刺0.3寸。

図110

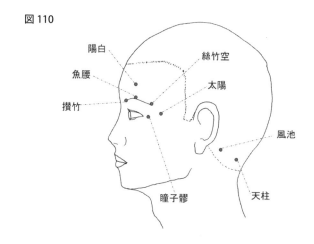

4. 腰痛症 （図111、112）

〔治療〕
　腎兪、志室、大腸兪、次膠、環跳、殷門、委中、承山、崑崙を取る。
〔操作〕
　腎兪は、直刺 0.8 寸。志室は、直刺 0.5 寸。大腸兪は、直刺 0.8 寸。次膠は、直刺 0.7 寸。環跳は、直刺 1.5 寸。殷門は、直刺 0.8 寸。委中は、直刺 0.5 寸。承山は、直刺 0.5 寸。崑崙は、直刺 0.5 寸。

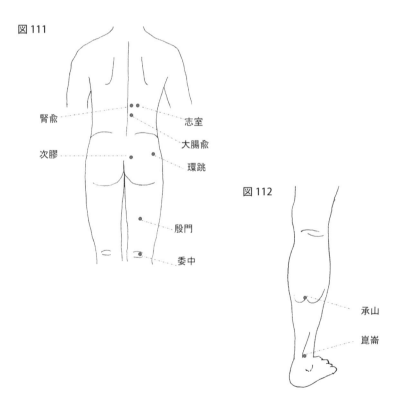

図111

腎兪　志室　大腸兪　環跳　次膠　殷門　委中

図112

承山　崑崙

5. 肩関節周囲炎 (図113、114、115、116)

〔治療〕

　肩髃、肩髎、肩貞、臑兪、天宗、秉風、曲垣、肩外兪、肩中兪、条口を取る。

〔操作〕

・肩髃は、直刺0.5寸。肩髎は、直刺1.0寸。肩貞は、直刺0.5寸。臑兪は、直刺0.5寸。天宗は、斜刺0.5寸。秉風は、直刺0.5寸。曲垣は、直刺0.3寸。肩外兪は、直刺0.5寸。肩中兪は、直刺0.5寸。条口は、直刺0.5寸。

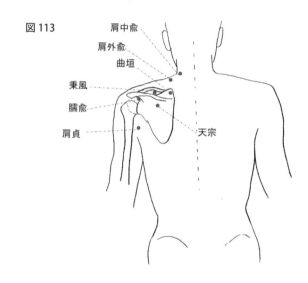

図113
　肩中兪
　肩外兪
　曲垣
　秉風
　臑兪
　肩貞
　天宗

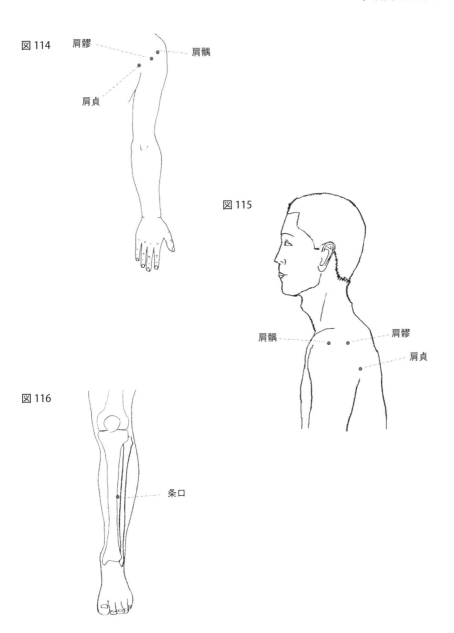

図 114
肩髎
肩髃
肩貞

図 115

図 116
条口

6. 変形性膝関節症 (図117)

〔治療〕

　内膝眼、犢鼻、鶴頂、陽陵泉、陰陵泉、膝陽関、梁丘、血海を取る。

〔操作〕

　内膝眼は、斜刺 0.5 寸。犢鼻は、斜刺 0.5 寸。鶴頂は、直刺 0.5 寸。陽陵泉は直刺 0.8 寸。陰陵泉は、直刺 0.5 寸。陽関は、直刺 0.8 寸。梁丘は、直刺 0.5 寸。血海は、直刺 0.5 寸。

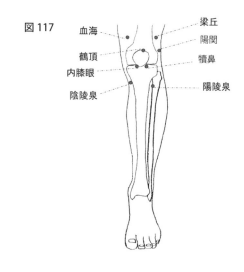

図117

血海　梁丘
鶴頂　陽関
内膝眼　犢鼻
陰陵泉　陽陵泉

7. 耳鳴り （図118、119、120、121）

〔治療〕
　風池、翳風、聴宮、聴会、耳門、三陰交、太衝、中渚、太渓、百会を取る。
〔操作〕
　風池は、直刺0.8寸。翳風は、直刺0.5寸。聴宮は、直刺0.1寸。聴会は、口を開いて直刺0.5寸。耳門は、直刺0.5寸。三陰交は、直刺0.8寸。太衝は、上の方向に斜刺0.5寸。中渚は、直刺0.3寸。太渓は、直刺0.5寸。百会は、平刺0.5寸 （図122）。

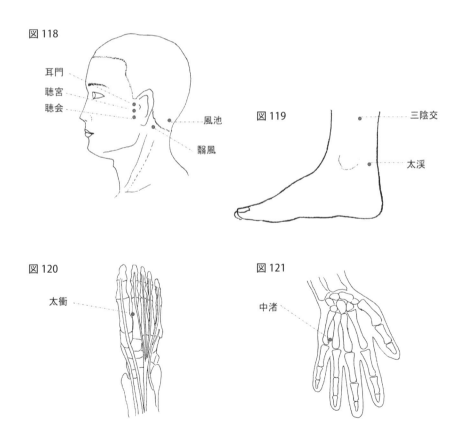

図118

耳門
聴宮
聴会
風池
翳風

図119
三陰交
太渓

図120
太衝

図121
中渚

8. めまい （図122、123、124）

　回転性、非回転性めまいの両者に対して用いることができる。
〔治療〕
　風池、完骨、内関、水溝、三陰交、天柱、百会を取る。
〔操作〕
　風池は、直刺0.8寸。完骨は、直刺0.8寸。内関は、直刺0.8寸。水溝は、鼻の方へ斜刺0.5寸。三陰交は、直刺0.8寸。天柱は、直刺0.8寸。百会は、平刺0.5寸。

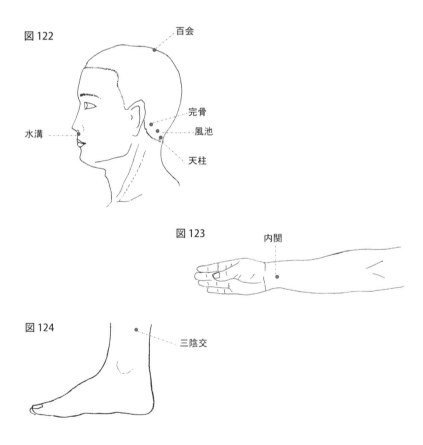

図122　百会　完骨　風池　天柱　水溝

図123　内関

図124　三陰交

9. 胃痛 （図125、126、127）

〔治療〕
　足三里、梁丘、血海、公孫、行間、中脘、天枢、関元を取る。
〔操作〕
　足三里は、直刺1.0寸。梁丘は、直刺0.8寸。血海は、直刺0.8寸。公孫は、直刺0.5寸。行間は、斜刺0.5寸。中脘は、直刺0.8寸。天枢は、直刺0.8寸。関元は、直刺0.8寸。

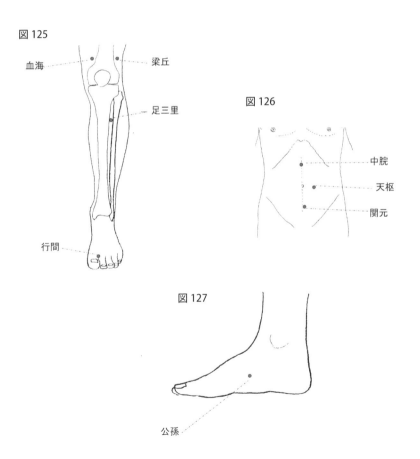

図125

血海　　　　　　　　梁丘

足三里

図126

中脘
天枢
関元

行間

図127

公孫

10.　下痢 （図128、129、130）

〔治療〕

　　足三里、上巨虚、天枢、梁門、三陰交、関元を取る。

〔操作〕

　　足三里は、直刺1.0寸。上巨虚は、直刺1.0寸。天枢は、直刺0.8寸。梁門は、直刺0.8寸。三陰交は、直刺0.8寸。関元は、直刺0.8寸。

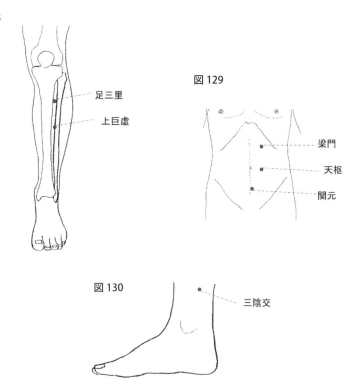

図128

足三里
上巨虚

図129

梁門
天枢
関元

図130

三陰交

11. 便秘 <small>（図 131、132、133）</small>

〔治療〕
　天枢、豊隆、水道、帰来、上巨虚、足三里、合谷を取る。

〔操作〕
　天枢は、直刺 0.8 寸。豊隆は、直刺 0.5 寸。水道は、直刺 0.5 寸。帰来は、直刺 0.5 寸。上巨虚は、直刺 1.0 寸。足三里は、直刺 1.0 寸。合谷は、直刺 0.5 寸。

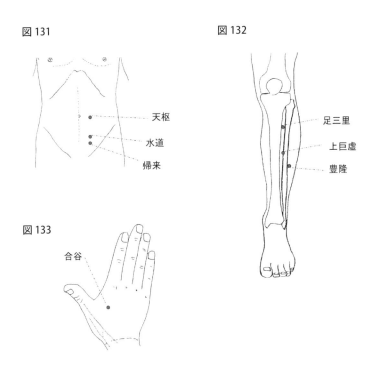

図 131

天枢
水道
帰来

図 132

足三里
上巨虚
豊隆

図 133

合谷

12. アトピー性皮膚炎 （湿疹）（図 134、135、136）

〔治療〕

　大椎、曲池、足三里、血海、三陰交、陰陵泉、合谷、豊隆を取る。

〔操作〕

　大椎は、斜刺 0.5 寸。曲池は、直刺 0.8 寸。足三里は、直刺 1.0 寸。血海は、直刺 0.8 寸。三陰交は、直刺 0.8 寸 **(図 150)**。陰陵泉は、直刺 0.5 寸。合谷は、直刺 0.5 寸。豊隆は、直刺 0.5 寸。

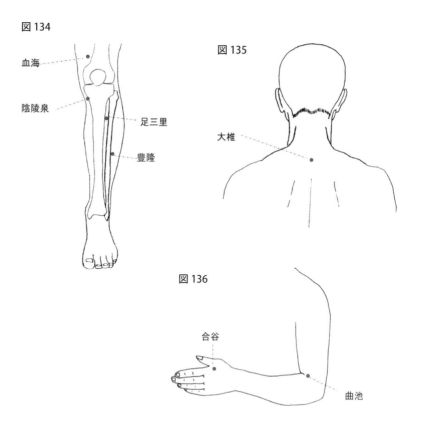

図 134

血海

陰陵泉

足三里

豊隆

図 135

大椎

図 136

合谷

曲池

13. 蕁麻疹 （図137、138、139）

〔治療〕

　大椎、風池、曲池、血海、足三里、膈兪、肺兪を取る。

〔操作〕

　大椎は、斜刺 0.5 寸。風池は、鼻尖に向けて 0.5 寸。曲池は、直刺 0.8 寸。血海は、直刺 0.8 寸。足三里は、直刺 1.0 寸。膈兪は、斜刺 0.5 寸。肺兪は、斜刺 0.5 寸。

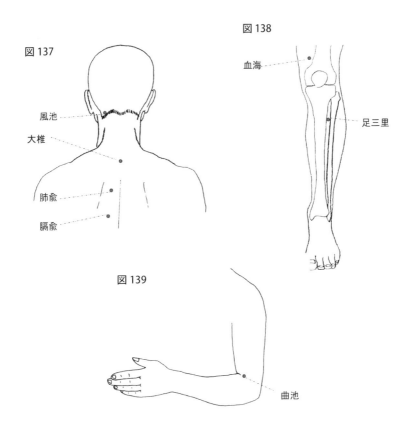

図137

図138

血海

足三里

風池

大椎

肺兪

膈兪

図139

曲池

14. 帯状疱疹 (図140)

〔治療〕

　病変部位の周囲を約 1 寸間隔で病変の中心に向かって刺す。

〔操作〕

　平刺 0.5 寸。

図 140

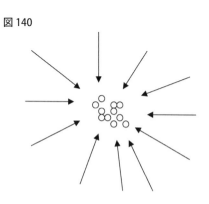

15. 感冒（図141、142）

〔治療〕
　大椎、合谷、風池、肺兪、風門、曲池を取る。
〔操作〕
　大椎は、斜刺0.5寸。太い針で刺して吸い玉を用いてもよい。合谷は、直刺0.5寸。風池は、鼻尖に向けて0.5寸。肺兪は、斜刺0.5寸。風門は、斜刺0.5寸。曲池は、直刺0.8寸。

図141

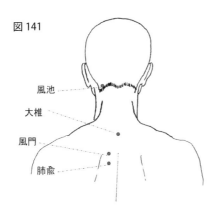

図142

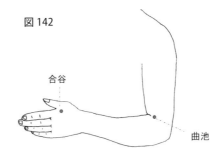

16. 気管支喘息 (図 143、144、145、146、147)

〔治療〕

肺兪、定喘 (奇穴)**、大椎、膻中、尺沢、太渓、豊隆、足三里、腎兪**を取る。

〔操作〕

　肺兪は、斜刺 0.5 寸。定喘は、奇穴であり大椎の外側 0.5 寸の所であり、斜刺 0.5 寸。大椎は、斜刺 0.5 寸。膻中は、平刺 0.3 寸。尺沢は、直刺 0.5 寸。太渓は、直刺 0.5 寸。豊隆は、直刺 0.5 寸。足三里は、直刺 1.0 寸。腎兪は、斜刺 0.5 寸。

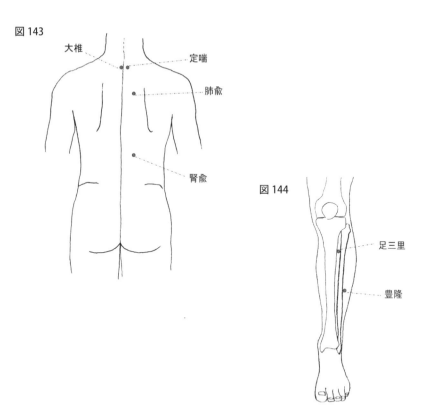

図 143

大椎　定喘　肺兪　腎兪

図 144

足三里　豊隆

図 145

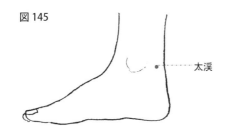

太渓

図 146

尺沢

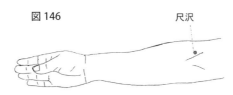

図 147

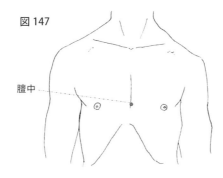

膻中

17. 不眠症 （図148、149、150、151）

〔治療〕

　神門、内関、安眠（奇穴）、**三陰交、行間**を取る。

〔操作〕

　神門、内関、安眠は、奇穴であり、胸鎖乳突筋の停止部で乳様突起の下の陥凹部の前方0.5寸の所。安眠は、直刺0.5寸。三陰交は、直刺0.8寸。行間は、斜刺0.5寸。

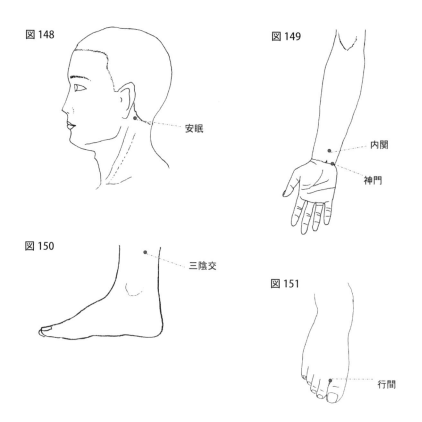

図148　　　　安眠

図149　　　　内関　神門

図150　　　　三陰交

図151　　　　行間

18. 勃起不全 （図 152、153、154、155）

〔治療〕

　腎兪、命門、関元、中極、三陰交、神庭、印堂を取る。

〔操作〕

　腎兪は斜刺 0.5 寸。命門は、直刺 0.5 寸。関元は、直刺 0.8 寸。中極は、直刺 0.8 寸。三陰交は、直刺 0.8 寸。神庭は、斜刺 0.5 寸。印堂は、奇穴で両眉頭を結ぶ中点であり、斜刺 0.5 寸。

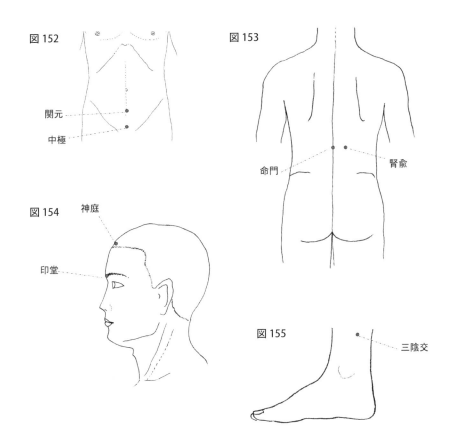

図 152
関元
中極

図 153
命門
腎兪

図 154
神庭
印堂

図 155
三陰交

参考文献

楊医亞編『針灸』人民衛生出版社　1988 年

劉冠軍主編『針灸学』湖南科学技術出版社　1987 年

楊甲三主編『針灸腧穴学』上海科学技術出版社　1989 年

楊甲三主編『腧穴学』上海科学技術出版社　1989 年

石学敏主編『石学敏実用針灸学』中国中医薬出版社　2009 年

石学敏主編『石学敏針灸全集』科学出版社　2006 年

耿恩広編著『針灸取穴綱要』天津科技翻訳出版公司　2007 年

浅川要、生田智恵子、木田洋、横山瑞生訳『針灸経穴辞典』東洋学術出版社　1989 年

今村隆訳『腧穴学』たにぐち書店　2002 年

呉謙『御纂本医宗金鑑』宏業書局有限公司　1982 年（中華民国 71 年）

坂元大海、原島広至『ツボ単』エヌ・ティー・エス　2012 年

山下廣、岸清、楠豊和、岸田令次訳『グラント解剖学図譜』医学書院　2004 年

塩田浩平訳『グレイ解剖学アトラス』エルゼビア・ジャパン　2008 年

相磯貞和訳『ネッター解剖学アトラス』南江堂　2011 年

藤田恒太郎『生体観察』南山堂　1950 年

坂井建雄『ムーア臨床解剖学』メディカルサイエンス・インターナショナル　2004 年

森於菟『解剖学』金原出版　1977 年

篠原昭二『臨床経穴ポケットガイド 361 穴』医歯薬出版　2009 年

日本理療科教員連盟、東洋療法学校協会編『新版経絡経穴概論』医道の日本社　2009 年

万全『幼科発揮』第二軍医大学出版社　2005 年

江瓘、魏之琇『名医類案正続編』中国医薬科技出版社　2011 年

高武『針灸聚英』上海科学技術出版社　1991 年

王執中『針灸資生経』人民衛生出版社　2007 年

竇材『扁鵲心書』中国医薬科学技術出版社　2011 年

王惟一『銅人腧穴鍼灸図経』杏林館有限公司　台湾 2003 年

孫思邈『千金翼方』人民衛生出版社　1992 年

楊継洲『針灸大成』人民衛生出版社　1994 年

張子和『儒門事親』エンタープライズ　1988 年

高希言『臨床針灸医案』人民軍医出版社　2004 年

田従豁『古代針灸医案釈按』人民軍医出版社　2011 年

穴名索引

※五十音順
＊印は重要穴
134 ページ以降は III 治療篇に記載の穴

ア

足竅陰＊ あしきょういん 124
足五里 あしごり 128
足三里＊ あしさんり 58,143, 144,145,146,147,150
足通谷 あしつうこく 93
足臨泣＊ あしりんきゅう 123
頭竅陰 あたまきょういん 115
頭臨泣 あたまりんきゅう 116
瘂門 あもん 22
譩譆 いき 89
彧中 いくちゅう 101
意舎 いしゃ 90
胃倉 いそう 90
委中＊ いちゅう 88,137
維道 いどう 119
胃兪＊ いゆ 84
委陽 いよう 88
陰郄＊ いんげき 70
陰交 いんこう 31
陰谷＊ いんこく 97
陰市 いんし 58
陰都 いんと 100
隠白＊ いんぱく 63
陰包 いんぽう 127
殷門＊ いんもん 87,137
陰陵泉＊ いんりょうせん 65, 140,146
陰廉 いんれん 128
雲門 うんもん 37

翳風＊ えいふう 110,134, 135,141
会陰 えいん 29
液門 えきもん 107
会宗 えそう 108
会陽 えよう 87
淵腋 えんえき 118
横骨 おうこつ 97
屋翳 おくえい 53
温溜 おんる 42

カ

外関＊ がいかん 108
外丘 がいきゅう 122
解渓＊ かいけい 59
外陵 がいりょう 55
華蓋 かがい 35
膈関 かくかん 89
角孫 かくそん 111
膈兪＊ かくゆ 83,147
滑肉門 かつにくもん 55
禾髎 かりょう 46
頷厭 がんえん 113
関元＊ かんげん 30,143,144, 153
関元兪 かんげんゆ 85
陥谷 かんこく 60
完骨＊ かんこつ 115,134,142
間使 かんし 104
関衝＊ かんしょう 107

環跳 かんちょう 120,137
関門 かんもん 55
肝兪＊ かんゆ 83
気海＊ きかい 30
気海兪 きかいゆ 85
気穴 きけつ 98
気舎 きしゃ 52
気衝 きしょう 57
気戸 きと 52
箕門 きもん 66
期門＊ きもん 129
丘墟 きゅうきょ 123
鳩尾 きゅうび 33
急脈 きゅうみゃく 128
強間 きょうかん 23
胸郷 きょうきょう 68
侠渓 きょうけい 123
頬車＊ きょうしゃ 50,134,135
侠白 きょうはく 38
京門 きょうもん 118
曲垣 きょくえん 76,138
曲骨 きょくこつ 29
曲差 きょくさ 80
極泉＊ きょくせん 69
曲泉 きょくせん 127
曲沢 きょくたく 103
曲池＊ きょくち 43,146,147, 149
玉枕 ぎょくちん 81
玉堂 ぎょくどう 34
曲鬢 きょくびん 114

魚際 ぎょさい 40

居髎 きょりょう 119

帰来 ＊ きらい 56,145

齦交 ぎんこう 27

筋縮 きんしゅく 20

金門 きんもん 93

経渠 けいきょ 39

迎香 ＊ げいこう 47,135

京骨 けいこつ 93

瘈脈 けいみゃく 111

下脘 げかん 32

下関 ＊ げかん 51,134,135

郄門 げきもん 104

下巨虚 ＊ げこきょ 59

血海 ＊ けっかい 65,140,143,
146,147

厥陰兪 けっちんゆ 082

欠盆 けつぼん 52

下髎 げりょう 87

下廉 げれん 43

肩外兪 けんがいゆ 77,138

肩髃 けんぐう 45,138

懸鍾 けんしょう 123

懸枢 けんすう 20

肩井 けんせい 117

肩中兪 けんちゅうゆ 77,138

肩貞 けんてい 75,138

建里 けんり 32

懸釐 けんり 114

頷厭 けんりょう 78,135

肩髎 けんりょう 110,138

懸顱 けんろ 113

行間 ＊ こうかん 125,143,152

後渓 ＊ こうけい 73

膏肓 こうこう 88

合谷 ＊ ごうこく 42,134,135,
136,145,146,149

孔最 ＊ こうさい 38

交信 こうしん 96

公孫 ＊ こうそん 63,143

後頂 こうちょう 24

光明 こうめい 122

肓門 こうもん 90

肓兪 こうゆ 99

合陽 ごうよう 91

巨闕 こけつ 33

巨骨 ここつ 45

五処 ごしょ 80

腰陽関 ＊ こしょうかん 19

五枢 ごすう 119

庫房 こぼう 53

巨髎 こりょう 50,134

魂門 こんもん 90

崑崙 ＊ こんろん 92,137

サ

三陰交 ＊ さんいんこう 64,141,
142,144,146,152,153

三間 さんかん 42

三焦兪 さんしょうゆ 84

攢竹 ＊ さんちく 79,134,135,136

三陽絡 さんようらく 109

至陰 ＊ しいん 93

二間 じかん 41

紫宮 しきゅう 34

支溝 ＊ しこう 108

志室 ＊ ししつ 90,137

支正 しせい 75

糸竹空 しちくくう 112,134,136

膝関 しっかん 127

日月 じつげつ 118

四瀆 しとく 109

四白 ＊ しはく 49,134,135

四満 しまん 98

耳門 ＊ じもん 112,141

尺沢 ＊ しゃくたく 38,150

周栄 しゅうえい 68

臑会 じゅえ 110

臑兪 ＊ じゅゆ 75,138

至陽 しよう 21

正営 しょうえい 117

少海 ＊ しょうかい 69

小海 ＊ しょうかい 75

照海 ＊ しょうかい 96

上脘 じょうかん 33

上関 じょうかん 113

承泣 しょうきゅう 49

商丘 ＊ しょうきゅう 64

商曲 しょうきょく 99

承筋 しょうきん 91

承光 しょうこう 80

条口 じょうこう 59,138

上巨虚 ＊ じょうこきょ 59,144,
145

承山 ＊ しょうざん 91,137

承漿 ＊ しょうしょう 35,134

少商 ＊ しょうしょう 40

少衝 ＊ しょうしょう 71

上星 じょうせい 25

少沢 ＊ しょうたく 73

小腸兪 しょうちょうゆ 85

少府 しょうふ 71

承扶 しょうふ 87

承満 しょうまん 54

衝門 しょうもん 66

章門 ＊ しょうもん 129

商陽 しょうよう 41

衝陽 しょうよう 60

上髎 じょうりょう 86

承霊 しょうれい 117

消濼 しょうれき 110

上廉 じょうれん 43

食竇 しょくとく 67

次髎* じりょう 86,137
顖会 しんえ 25
人迎 じんげい 51
神闕* しんけつ 31
神蔵* しんぞう 101
身柱* しんちゅう 21
神庭 しんてい 26,153
神道 しんどう 21
神堂 しんどう 89
神封 しんぽう 100
申脈 しんみゃく 92
神門* しんもん 71,152
心兪 しんゆ 82
腎兪* じんゆ 84,137,150,153
頭維* ずい 51
水溝* すいこう 26,134,142
水泉 すいせん 96
水道 すいどう 56,145
水突 すいとつ 51
水分 すいぶん 32
睛明 せいめい 79
青霊 せいれい 69
清冷淵 せいれいえん 109
石関 せきかん 99
脊中 せきちゅう 20
石門 せきもん 30
璇璣 せんき 35
前谷 ぜんこく 73
前頂 ぜんちょう 25
率谷* そっこく 114
束骨 そっこつ 93
素髎 そりょう 26

タ

太乙 たいいつ 55
太淵* たいえん 39
大横* だいおう 67

大赫 だいかく 98
太渓* たいけい 95,141,150
大迎 だいげい 50
大巨 だいこ 56
大杼 だいじょ 82
大鍾 だいしょう 96
太衝* たいしょう 126,136,141
大腸兪* だいちょうゆ 85,137
大椎* だいつい 22,146,147,
　　149,150
大都 だいと 63
大敦* だいとん 125
太白 たいはく 63
大包* だいほう 68
帯脈 たいみゃく 119
大陵* だいりょう 105
兌端 だたん 27
膻中* だんちゅう 34,150
胆兪* たんゆ 84
地機 ちき 65
築賓 ちくひん 97
地五会 ちごえ 123
地倉 ちそう 50,134
秩辺 ちっぺん 91
中脘* ちゅうかん 32,143
中極* ちゅうきょく 29,153
中渚* ちゅうしょ 107,141
中衝* ちゅうしょう 105
中枢 ちゅうすう 20
中注 ちゅうちゅう 98
中庭 ちゅうてい 33
中都 ちゅうと 127
中瀆 ちゅうとく 121
中府* ちゅうふ 37
中封 ちゅうほう 126
肘髎 ちゅうりょう 44
中髎 ちゅうりょう 86
中膂兪 ちゅうりょゆ 86

聴会* ちょうえ 113,141
聴宮* ちょうきゅう 78,141
長強 ちょうきょう 19
輒筋 ちょうきん 118
通天 つうてん 81
通里* つうり 70
手五里 てごり 44
手三里 てさんり 43
天渓 てんけい 67
天衝 てんしょう 114
天枢* てんすう 55,143,144,145
天井 てんせい 109
天泉 てんせん 103
天宗* てんそう 76,138
天窓 てんそう 77
天池 てんち 103
天柱 てんちゅう 81,136,142
天鼎 てんてい 46
天突* てんとつ 35
天府 てんぷ 38
天牖 てんゆう 110
天容 てんよう 77
天髎 てんりょう 110
瞳子髎 どうしりょう 113,136
陶道 とうどう 21
犢鼻* とくび 58,140
督兪 とくゆ 83

ナ

内関* ないかん 104,142,152
内庭* ないてい 60
乳根 にゅうこん 54
乳中 にゅうちゅう 54
然谷 ねんこく 95
脳空 のうくう 117
脳戸 のうと 23

ハ

肺兪＊ はいゆ 82,147,149,150
白環兪 はっかんゆ 86
魄戸 はっこ 88
腹通谷 はらつうこく 100
髀関 ひかん 57
膝陽関 ひざようかん 121,140
臂臑＊ ひじゅ 44
眉衝 びしょう 79
百会＊ ひゃくえ 24,141,142
脾兪 ひゆ 84
飛揚 ひよう 91
風市＊ ふうし 120
風池＊ ふうち 117,134,135,136,
　　141,142,147,149
風府＊ ふうふ 23
風門 ふうもん 82,149
腹哀 ふくあい 67
伏兎＊ ふくと 57
復溜＊ ふくりゅう 96
浮郄 ふげき 88
府舎 ふしゃ 66
腹結 ふっけつ 66
扶突 ふとつ 46
浮白 ふはく 115
附分 ふぶん 88
不容 ふよう 54
附陽 ふよう 92
秉風 へいふう 76,138
偏歴 へんれき 42
胞盲 ほうこう 91
膀胱兪＊ ぼうこうゆ 85
豊隆＊ ほうりゅう 59,145,146,
　　150
僕参 ぼくしん 92
歩廊 ほろう 100
本神 ほんじん 116

マ

命門＊ めいもん 19,153
目窓 もくそう 116

ヤ

湧泉＊ ゆうせん 95
幽門 ゆうもん 100
兪府 ゆふ 101
陽渓＊ ようけい 42
陽綱 ようこう 90
陽交 ようこう 122
陽谷 ようこく 74
膺窓 ようそう 53
陽池＊ ようち 108
陽白 ようはく 116,134,136
陽輔 ようほ 122
腰兪＊ ようゆ 19
陽陵泉＊ ようりょうせん 121,
　　140
養老 ようろう 74

ラ

絡却 らくきゃく 81
梁丘＊ りょうきゅう 58,140,143
梁門＊ りょうもん 55,144
霊墟 れいきょ 100
蠡溝 れいこう 126
厲兌＊ れいだ 61
霊台 れいだい 21
霊道 れいどう 70
列欠＊ れっけつ 38
廉泉＊ れんせん 35
労宮＊ ろうきゅう 105
漏谷 ろうこく 064
顱息 ろそく 111

ワ

和膠 わりょう 112
腕骨 わんこつ 74

著者プロフィール

森 由雄 (もり よしお)

1956 年生まれ
1981 年　横浜市立大学医学部卒業
1983 年　横浜市立大学医学部内科学第 2 講座入局
1988 年　横浜市立大学医学部病理学第 2 講座研究生 (〜 1991 年)
1991 年　森クリニック開業 (横浜市金沢区)
1998 年　東京大学大学院医学系研究科生体防御機能学講座特別研究生 (〜 2003 年)
2000 年　医学博士
2007 年　横浜市立大学医学部非常勤講師 (〜 2013 年)
2016 年　横浜薬科大学客員教授

主な著書
『症例から学ぶ傷寒論講義』たにぐち書店　2004 年
『漢方処方のしくみと服薬指導』南山堂　2006 年
『入門傷寒論』南山堂　2007 年
『入門金匱要略』南山堂　2010 年
『臨床医のための漢方診療ハンドブック』日経メディカル開発　2010 年
『初学者のための漢方入門』源草社　2010 年
『神農本草経解説』源草社　2011 年
『ひと目でわかる方剤学』南山堂　2014 年
『浅田宗伯・漢方内科学　橘窓書影解説』燎原　2015 年
『すぐ探せる！漢方エキス剤処方ハンドブック』日経メディカル開発　2016 年
『名医別録解説』源草社　2018 年
『文庫・傷寒論』源草社　2018 年
『訂補薬性提要解説』源草社　2020 年
『文庫・金匱要略』源草社　2020 年

入門針灸学
にゅうもんしんきゅうがく

2020 年 9 月 15 日　第一刷発行

著　者　森　由雄
発行人　吉田幹治
発行所　有限会社 源草社

東京都千代田区神田神保町 1-19 ベラージュおとわ 2F　〒 101-0051
TEL：03-5282-3540　FAX：03-5282-3541
URL：http://gensosha.net/　e-mail：info@gensosha.net

装丁：岩田菜穂子　　印刷：株式会社上野印刷所
乱丁・落丁本はお取り替えいたします。

©Yoshio Mori, 2020 Printed in Japan ISBN978-4-907892-28-9　C3047